50가지 증상별 손가락 요가

국립중앙도서관 출판시도서목록(CIP)

(최고의 요가 마스터가 개발한) 50가지 증상별 손가락 요가
다츠무라 오사무 지음 ; 박은지 옮김
. -- 서울 : 안테나(Antenna), 2014
p.144 ; 152x208 mm

원표제: 魔法の指ヨガ
권말부록 수록
일본어 원작을 한국어로 번역

ISBN 978-89-92053-31-0 13510 : ₩12000

요가[yoga]
손가락[指]

512.57-KDC5

613.7046-DDC21

CIP2014024454

YOGA in office

최고의 요가 마스터가 개발한

다츠무라 오사무 지음 | 박은지 옮김

50가지 증상별 손가락 요가

마법처럼 당신을 변화시키는 손가락 요가

나는 오랫동안 요가 지도를 해오면서 요가로 몸과 마음을 단련하고 균형을
되찾은 많은 사람들을 만나왔다. 한편으로, 전신 요가가 일정한 시간과
편안한 공간을 필요로 하는 까닭에 쉽게 빠져들지 못한다는 토로도 익히
들어왔다. 그래서 오랜 연구와 실습을 통해 바쁜 현대인들이 굳이 요가센터에
가지 않더라도 짧은 시간 안에 큰 효과를 얻을 수 있는 손가락 요가를
만들어냈다.

여기에 소개된 동작들은 손가락과 손을 사용하는 쉽고 간단한 요가이지만,
전신 요가와 비슷한 효과를 얻을 수 있다. 오랜 시간도, 특별한 도구도
필요없다. 하고자 마음먹으면 바로 당장 해볼 수 있다. 묵은 피로와 쌓이는
스트레스로 몸의 컨디션이 좋지 않고 말하기도 귀찮을 정도로 피곤하다면,
마법 같은 손가락 요가로 당장 그 효과를 누려보자.

손에서 핸드폰만 내려놓으면 됩니다

인도에서 발생한 요가는 이후 여러 가지 스타일로 분화되었고, 오늘날 세계
곳곳에서 사랑 받고 있다. 물론 어떤 사람은 수강신청을 해놓고 며칠 만에
요가센터에 발을 끊기도 한다. 누군가에게는 그토록 효과가 좋은 요가를 왜
어떤 사람은 또 그렇게 쉽게 포기하는 걸까? 어렵다, 바쁘다, 너무 철학적이다,
몸이 뻣뻣해서 힘들다 등의 불만과, 철학적이고 종교적인 분위기 때문에

익숙해지지 않는다는 고민을 털어놓는 사람도 있었다.

만약 당신이 요가에 조금이라도 관심이 있다면 일단 시작해보길 바란다. 머리로 이해하려 하지 말고, 한 가지 동작을 아무 준비 없이 그저 따라해보라고 권한다. 그조차 어렵고 틈이 나지 않는다면, 지금 당장 손가락 요가를 해보자.

손가락 요가라면 어렵고 바쁘다는 핑계가 통하지 않는다. 점심식사 후 사무실에서, 회의 중에도, 출퇴근 지하철 안에서도, 심지어 골프를 치다가도 할 수 있다. 소파에 엎드려 있을 때도 상관없다. 텔레비전을 보거나 음악을 들으면서도 즐길 수 있다. 손에서 핸드폰만 놓으면 바로 시작이다. 간단하지만 효과는 즉각적이다. 이론과 설명은 그 다음 문제다.

이 책은 요가를 한 번도 해본 적 없거나, 혹은 어떤 운동을 하다가 중간에 그만두곤 하는 사람들을 위한 책이다. 일단 고민을 비우고 가벼운 마음으로 동작들을 따라해보자.

부분은 곧 전체

손가락 요가는 온몸으로 하는 전신 요가를 기초로 고안되었다. 동작은
한결 단순하지만 효과는 전신 요가와 같다. 원래 요가는 자세를 통해
심신의 균형을 잡고 나디(nadi: 기가 다니는 통로)를 정화하고,
프라나(prana: 생명의 원천)의 흐름을 원활히 하고, 챠크라(chakras: 에너지를
모으는 곳)를 활성화하여, 사람이 본래 가진 힘을 키우는 운동이다.
동양의 신체관에는 '전체는 곧 부분, 부분은 곧 전체'라는 개념이 있다.
손이나 발, 귀 등 신체의 각 부분에 전신의 정보가 담겨 있다는 개념이다.
손가락 요가에서는 손을 '노출된 뇌'라고 본다. 손가락에 주는 자극은 뇌를
활성화하고, 전신의 근육과 혈맥에 그 영향을 미친다. 손과 전신의 연결을
이해하기 위해 나는 한국의 고려수지침 원리를 배우고 연구했다. 그리고
고려수지침의 놀라운 원리에 나의 40년 요가 경험이 더해져 '손가락 요가
상응도'가 만들어졌다. 몸의 각 부분의 배치와 역할을 이해하는 데 참고하길
바란다.

일단 시작해보자

이 책은 생전 처음 요가를 하는 사람도 따라할 수 있도록 동작들을 쉽게
설명했다. 글을 읽을 필요도 없다. 우선 그림을 보고 손동작을 흉내내보자. 그
다음 박스 안에 나오는 포인트에 주의하며 동작을 다시 한번 반복해보자.
힘의 세기는 손동작 아래에 있는 지압 세기를 참고하면 된다. 어디까지나
참고일 뿐 적당한 힘의 세기는 사람마다 다를 수 있다. 아플 정도로 세게
누르거나 비틀 필요는 없다. 눌렀을 때 시원하고 기분이 좋은 정도가
이상적이다.

또 한 가지 중요한 부분은 호흡이다. 동작마다 필요한 호흡을 체크해두었으니
반드시 확인하자. 자세와 호흡을 의식하는 것이 처음에는 까다로울 수
있지만, 익숙해지면 특별히 신경 쓰지 않아도 자연스럽게 된다.

손가락 요가의 효과를 실감하고 요가에 대해 더 깊이 알고 싶어졌다면, 전신
요가에도 도전해보길 바란다. 4장에서는 초보자도 쉽게 할 수 있는 전신
요가 자세를 소개했다.

STEP 1   책을 보고 동작을 따라하기

STEP 2   포인트에 신경 쓰며 반복하기

STEP 3   호흡까지 맞춰 동작을 완성하기

손가락 요가 상응도

1 **엄지손가락**: 부교감신경·뇌·호흡기계
2 **집게손가락**: 간장·위·소장·췌장·비장(지라)·소화기계·대장
3 **가운뎃손가락**: 심장·혈관·신장·순환기계
4 **약손가락**: 신경계·림프계·순환기계·내분비계
5 **새끼손가락**: 생식기·폐·교감신경·신장순환기계
※가운뎃손가락은 척추, 순환기와도 관련 있다.

왼손
손바닥

손가락 요가
상응도는 왼손을
기준으로 만들었다.
왼손 엄지손가락이
오른쪽 다리에
해당한다. 오른손의
경우 새끼손가락이
오른쪽 다리에
해당한다.

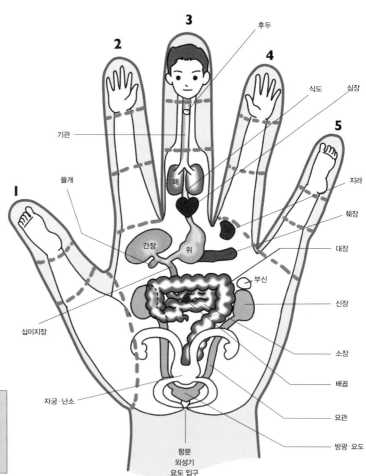

후두
식도
심장
기관
지라
쓸개
췌장
폐
대장
간장
위
부신
신장
십이지장
소장
배꼽
자궁·난소
요관
방광·요도
항문
외성기
요도 입구

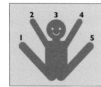

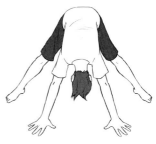

손등

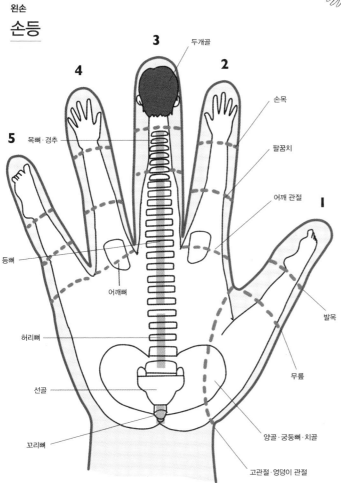

3 두개골

4

2 손목

팔꿈치

5 목뼈·경추

어깨 관절

I

등뼈

어깨뼈

허리뼈

발목

선골

무릎

꼬리뼈

양골·궁둥뼈·치골

고관절·엉덩이 관절

손가락을 펼치고 바닥에 손가락 끝을 대는 것은 이 그림처럼 사람이 손발로 바닥을 짚고 있는 전신 요가의 '강아지 자세'에 해당한다.

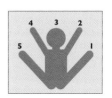

이 책의 사용법

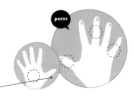

LESSON

하체를 괴롭히는
냉증과 부종

혈액순환에 좋은 손가락 요가 1

자극점

증상별로 자극해야 할
손과 손가락의 위치를
표시했다.

STEP 1

가운뎃손가락의 등을 문지른다. 이어서 다리에
해당하는 엄지와 새끼손가락을 문질러준다.

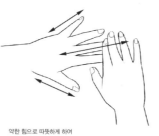

약한 힘으로 따뜻하게 하여
혈액순환을 좋게 한다.

STEP 2

손바닥을 서로 비빈다.

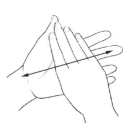

따뜻하게 느껴질
때까지 한다.

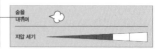

숨을
내쉬며

지압 세기

78

호흡법

호흡은 손가락 요가의
효과를 높이는 중요한
요소이다. 동작 별로
'들이마시기', '내쉬기',
'멈추기' 등 호흡법을
표시했다.

10

책에는 오른손으로 왼손을 자극하는 동작으로 그렸는데,
양손을 모두 해야 더 효과적이다.

여러 가지 불편한 증상의 원인이 되는 냉증. 냉증의 원인은 혈액순환
불량과 자율신경 교란이다. 손을 따뜻하게 하여 혈액순환을 원활히
하고 전체적인 냉증을 해소할 수 있다. 찬 부분을 체크하여 해당하는
부분을 문지르면 몸이 따뜻해지고 부종도 나아진다.

혈액순환에 좋은 손가락 요가 2

STEP I

손을 깍지 끼고 손가락의 옆쪽을 서로
비비면서 움직인다. 10회 한 뒤 깍지를 바꿔
끼고 10회 반복한다.

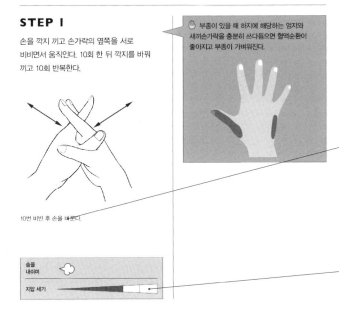

🖐 부종이 있을 때 하지에 해당하는 엄지와
새끼손가락을 충분히 쓰다듬으면 혈액순환이
좋아지고 부종이 가벼워진다.

10번 비빈 후 손을 내린다.

숨을
내쉬며

지압 세기

반복 횟수와 시간
가장 빠르게 눈에 띄는
효과를 볼 수 있는
횟수와 지속 시간을
표시했다.

지압 세기
힘을 5단계로 표시했다.
단, 이것은 기준치이고
개인차가 있기 때문에
조금 아프지만 기분
좋다고 느끼는 강도를
최대로 정한다.

일러두기 / 이 책의 사용법　　　　　004

0. 당신에게 필요한 한 가지 운동

손가락 요가란 무엇인가　　　　　016

손가락 요가는 뇌에 영향을 미친다　　　020

몸이 보내는 SOS　　　　　023

예뻐지고 싶다면 요가　　　　　027

긴장을 가장 빨리 해소하는 방법　　　029

1. 컨디션 조절하기

시작이 반이다. 일단 따라해보자　　　034

밤샘으로 수면 부족일 때　　　　038

어깨가 딱딱하게 뭉치고 아플 때　　　040

목이 뻐근하고 통증이 느껴질 때　　　042

허리가 딱딱하게 굳고 아플 때　　　044

눈이 충혈되고 피곤할 때　　　　046

소화가 잘 되지 않을 때　　　　048

지독한 숙취로 컨디션이 엉망일 때　　050

배탈이나 설사로 고생할 때　　　052

하체를 괴롭히는 냉증과 부종　　　054

임신으로 몸이 무거워졌을 때　　　056

출산이 가까워졌을 때   058

분만 중 진통이 찾아왔을 때   060

요가 이해하기. 상허하실   062

2. 마음 조절하기

중요한 일을 앞두고 긴장될 때   064

초조함이 진정되지 않을 때   068

화를 참기 어려울 때   070

아무 의욕도 생기지 않을 때   072

하기 싫은 일을 해야 할 때   076

두뇌를 활성화시키고 싶을 때   078

요가 이해하기. 역자극   081

3. 습관 만들기

매일 하는 손가락 요가 속성 코스   084

매일 하는 손가락 요가 여유 코스   088

밤에 푹 자고 싶을 때   092

다이어트가 필요할 때   094

파트너와 함께 하는 힐링 요가   096

요가 이해하기. 삼밀   101

4. 전신 요가 기본자세

몸의 중심을 잡아주는 '고양이 자세'　　　　104

아무것도 하지 않는 '사바사나'　　　　106

5. 효과를 극대화하기

발가락을 단련하자　　　　108

정화호흡법　　　　113

풀무호흡법　　　　114

단전호흡법　　　　116

완전호흡법　　　　118

생활 속 요가 수행법　　　　120

하루를 마무리하는 명상　　　　122

마치며　　　　124

옮긴이의 말　　　　126

부록　　　　129

지금 당신에게
꼭 필요한
한 가지 운동

매일 할 수 있고
즉각적으로 효과를 볼 수 있고
실패할 확률이 적은 운동

손가락 요가란 무엇인가

한국의 수지침의 원리와 요가의 정신을 결합

나는 요가 지도자로 활동하면서 요가를 더욱 많은 사람들에게 알리고
싶었고, 더 많은 사람들이 요가를 통해 도움을 받았으면 좋겠다고 생각했다.
흔히들 요가를 배우기 힘들다고, 또 마땅한 시간과 공간을 마련하기 어렵다고
말한다. 이러저러한 토로를 들으면서 누구나 쉽게 따라할 수 있는 손가락
요가를 연구하기 시작했다.

1980년 뇌질환을 앓던 수강생과의 만남이 결정적인 계기였다. 그는
뇌질환으로 온몸이 뻣뻣하게 굳은 채로 요가를 배우기 위해 나에게 왔다.
굳은 몸을 움직이기 어려워 손을 지압과 마사지로 풀어주었고, 그간 연구
중이던 손가락 요가를 지속적으로 지도했다. 손가락 요가는 얼마 지나지
않아 상당한 효과를 발휘했다. 몸 전체의 유연성과 운동능력이 좋아지고
몸의 움직임이 자연스러워지니 심리적으로도 눈에 띄게 안정되는 등 놀라운
변화를 경험할 수 있었다.

부분은 곧 전체라는 대전제에 이런 경험들이 축적되면서 손가락 요가는
점점 형태를 갖추게 되었다. 그 뒤 한국의 '고려수지침' 상응도에 힘입어 손과
전신의 관계를 쉽게 연상할 수 있는 도식을 만들었고, 지금의 체계와 원리를
가진 손가락 요가를 완성하게 됐다.

현재 손가락 요가는 일본뿐 아니라 세계 곳곳에서 인기가 높아지고 있다.

일본에 등록된 지도자만 해도 이미 500명을 넘어섰다.

외국의 강연 요청도 점점 많아진다. 이 책을 쓰는 동안에도 유럽과 미국에서 손가락 요가 교실을 열었는데 열기가 뜨거웠다. 부분은 곧 전체라는 개념에 친숙해 침구(침과 뜸)나 경혈(뜸자리)을 시술 받는 인구가 많은 동양인에 반해, 이런 방식의 운동을 처음 경험하는 서양인의 경우 손가락 요가를 접하고 무척 많이 놀라워한다. 이제 손가락 요가는 전 세계로 퍼지고 있다.

시간도, 근육도 필요없는 운동

손가락 요가는 생각보다 훨씬 더 쉽고 간단하다. 신비롭고 철학적인 이미지를 풍기는 전신 요가와 비교하면, 손가락 요가는 언제 어디서나 간단하고 쉽게 할 수 있는 동작들로 구성되어 있다. 손가락 요가를 신비롭고 심오한 요가의 길로 들어가기 위한 입문 단계로 생각할 수도 있다. 아마도 시간도, 공간도, 심지어 근력도 필요없는 유일한 운동일 것이다.

시작이 쉽다고 해서 요가의 효과를 따라가지 못한다고 예상하면 오산이다. 단순한 이 동작들을 따라하는 동안, 온몸의 근육과 관절들이 유연해지고 호흡이 깊어지며 머리가 맑아지는 기분을 느낄 수 있을 것이다.

손가락 요가는 '요가'다

소개된 손가락 요가 동작들을 보고 지압이나 마사지와 무엇이 다른지 묻고
싶을 것이다. 물론 비비고 주무르고, 안마하고, 어루만지고, 쓰다듬는 방식은
비슷하다. 손가락 요가는 어디까지나 전신 요가의 동작을 바탕으로 고안된
어엿한 '요가'이다.

효과도 전신 요가와 마찬가지다. 숙련된 요가 상급자는 같은 자세로
초심자보다 훨씬 큰 효과를 얻는다. 손가락 요가도 여러 번 반복해서
능숙해지면, 즉 운동하는 사람의 요가에 대한 이해 수준이 높아지면 효과도
점점 커진다는 뜻이다.

우선은 책에 나온 자세를 흉내내보자. 다이어트를 하겠다거나 근육을
만들겠다는 커다란 계획과 부담을 버리고, 그저 긴장을 푼다는 생각으로
시작해보자. 그것만으로도 몸이 달라진다.

그 다음, 자세의 의미에 대해 생각해보자. 요가 자세는 몸과 마음의 조화를
위해 고안되었다. 조화란 '균형'이다. 매순간 스트레스에 노출된 현대인은
무의식중에 몸의 어딘가에 힘이 들어가 근육의 균형이 깨진 채 살아간다.
손가락 요가는 전신 요가와 마찬가지로 삐뚤어져 있던 몸의 균형과 조화를
찾아준다.

요가에서는 호흡법이 중요한데, 전신 요가를 할 때처럼 손가락 요가에
능숙해지면 호흡이 달라진다. 요가에 익숙해지면 호흡이 깊고 여유로워진다.
거꾸로 호흡을 변화시켜 심신의 상태에 영향을 미칠 수도 있다.
호흡의 기본은 복식호흡이다. 5장에서는 손가락 요가의 효과를 높이는 네
가지 호흡법(정화호흡·풀무호흡·단전호흡·완전호흡)을 소개하는데, 어느
정도 동작에 익숙해지면 호흡에도 관심을 기울여보자.

손가락 요가의 특징
· 손만으로도 할 수 있다.
· 어디서든 할 수 있다.
· 언제라도 할 수 있다.
· 간편히 할 수 있다.
· 금방 효과를 실감할 수 있다.

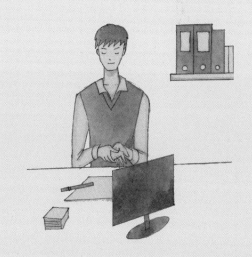

손가락 요가는 뇌에 영향을 미친다

손가락 요가의 가장 두드러진 효과는 다음과 같다.

· 집중력 향상
· 마음의 안정
· 몸의 긴장 완화
· 유연성 강화

병이 치유된다든지 근력이 강해진다 같은 항목이 없어서 의아할 수도 있다.
원래 요가는 호흡과 동작, 의식의 조합을 통해 인간의 정신을 단련하는
수양의 일종이지 근육을 단련하는 운동이 아니다. 마음을 가다듬고 몸과
마음의 조화를 이루기 위한 도구로 근육을 사용한다. 몸의 균형 감각이
좋아지고 면역력이 증가하니 결과적으로 근력이 붙을 수는 있다. 하지만
그것이 요가의 주목적은 아니다.
손가락 요가도 마찬가지다. 손과 뇌가 연결되어 있기 때문에, 손가락 요가로
뇌에 효과적인 자극을 주어 몸과 마음의 조화를 찾을 수 있다. 손가락
요가를 꾸준히 연습하면 집중력이 높아지고, 몰입이 필요한 순간에 최고의
능력을 발휘할 수 있다. 딱딱하게 힘이 들어가 있다면 손가락 요가를 통해
부드럽게 긴장을 완화시킬 수 있다. 심리적으로 훨씬 더 유연하고 느긋해질

것이다. 무엇보다 손가락 요가는 정신을 강하게 단련시킨다. 스트레스에 지지 않는 마음과 정신력은 스트레스 상황에 대처하는 능력을 키워준다. 심리적으로 유연해지고 정신적으로 강해지는 내적 변화는, 긴장으로 흐트러진 자율신경을 정상화하고 혈액순환을 원활하게 하고 몸의 구석구석 쌓여 있는 불쾌함을 해소해주는 등 외적인 변화를 일으킨다. 정신을 조절할 수 있게 되면 육체도 본래 가지고 있는 힘을 발휘할 수 있다.

손은 몸 밖으로 드러난 뇌

손가락 요가의 과학적인 근거로 두 가지를 꼽을 수 있다. 스승인 오키 마사히로 선생*으로부터 나는 '손은 몸 밖으로 드러난 뇌'라는 가르침을 받았다. 손은 전신의 축소판이며, 동시에 뇌의 축소판이다. 손을 자극하면 뇌로 자극이 전해져 신경전달의 새로운 회로가 열린다.

인간의 손에는 섬세한 작업을 하기에 적합하도록 신경이 집중되어 있다. 손과

---

*오키 마사히로(沖正弘, 1921–1985): 전후 일본 요가의 선구자이자 구도자 요가의 세계적인 권위자. 인도 요가 경향을 극복하고 새로운 요가 세계를 창조했다. 유럽 각지에서 동양 철학과 의학을 강의했으며 다수의 저작을 미국에서 출판했다.

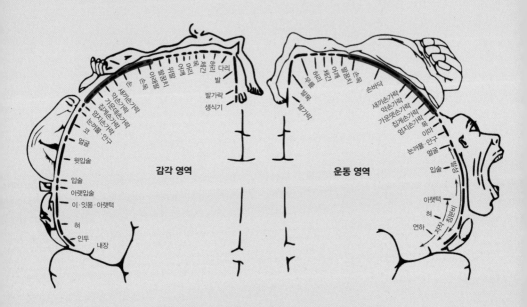

감각 영역

운동 영역

펜필드(Wilder Penfield)의 뇌 지도

뇌와 전신의 감각, 운동의 연결을 나타낸 지도. 손에 관련된 부분이
뇌에서 큰 면적을 차지한다는 것을 알 수 있다.

연결된 뇌세포의 양은 등 전체와 연결된 것보다 훨씬 많아서, 손가락을 움직이면 평소에 사용하지 않던 뇌의 영역을 깨울 수 있다. 한마디로, 손을 움직이면 움직일수록 뇌는 할 일이 늘어난다는 뜻이다. 손을 잘 움직이면 뇌의 움직임이 좋아진다.

'부분은 전체'라는 개념에 따르면 눈이나 귀, 발, 신체의 어떤 부위로도 요가를 할 수 있다. 그중에서 특히 손가락 요가를 만든 이유는 인체의 모든 기관 중 가장 쉽게 조정할 수 있는 부분이 손이기 때문이다. 게다가 언제 어디서든 타인의 시선을 신경 쓰지 않고 즐겁게 요가를 할 수 있다. 출퇴근 전철이나 회의실 등 시간, 공간에 구애받지 말고 '지금 당장 필요하다'는 생각이 들면 바로 해보자. 이것이 손가락 요가의 특장점이다.

몸이 보내는 SOS

하루를 정신없이 보내고 집으로 돌아와 문을 여는 순간, 갑자기 피로가 몰려온다. 산더미처럼 쌓여 있는 일을 처리하는 데 온 정신을 쏟고 난 뒤 몸에서 마지막 한 방울까지 기운이 빠져나간 기분이다. 그럴 때 저녁식사를 잘 챙겨먹고 휴식을 취한 뒤 다음 날 아침까지 충분히 잠을 자면 심신의 균형이 돌아올 수 있지만 안타깝게도 그렇지 못한 사람이 대부분이다. 우리는 모두들 너무 바빠서 자신을 돌볼 시간이 없다고 푸념한다. 그 푸념 자체가, 우리 몸이 보내는 SOS를 무시하는 행동일 수 있다. 제대로 된 휴식을 취하지 못하는 상황이 이어지면 응당 심신의 균형이 깨질 수밖에 없다.

오랜 시간 같은 자세로 앉아 있는 직장인

손가락 요가는 말 그대로 손만 사용하는 요가이다. 극단적으로 말하면 손 이외에 다른 부분은 필요없다. 그러니 서 있어도, 앉아 있어도 상관없다. 가장 편한 자세를 취하면 그걸로 모든 준비가 끝난다. 장시간 의자에 같은 자세로 앉아 컴퓨터나 자료를 보는 건 무척 피곤한 일이다. 손가락 요가는 바쁘고 힘든 비즈니스맨이 몸의 상태를 점검하고 더 큰 성과를 낼 수 있도록 도와준다. 영원히 끝나지 않는 집안일에 갇힌 주부에게도 아주 적합하다. 식사를 준비하다가, 아이들 옆에서 숙제를 봐주면서, 심지어 마트에서 서성이면서도 요가 동작을 할 수 있다. 특히 잠들기 전 침대에 누워하는 동작들은 하루의 피로와 긴장을 풀어준다. 5장에서는 이때 도움이 되는 간단한 명상법을 소개한다.

> ✋ 기분을 진정시키는 손가락 요가 **68쪽**

움직임이 불편한 환자나 노약자

손가락 요가는 누워서 할 수 있기 때문에 거동이 불편한 환자나 노약자에게도 좋다. 이불 속에 누운 채 부드럽게 손가락을 움직여보자. 사고로 몸을 움직일 수 없게 된 환자가 손가락 요가를 통해 건강을 회복했다는 소식을 들었다. 실제로 큰 병을 앓다가 회복하는 시기에 손가락 요가를 병행하면 효과가 무척 좋다. 항암치료를 받고 회복에 들어간 환자들에게 식이요법을 강조하는데, 최근에는 운동을 병행해야 한다는 지침이 점점 호응을 얻고 있다. 병원에서도 수술 후 적당한 시기가 되면 재활치료를 적극적으로 권하는데, 이때 손가락 요가에 습관을 들이면 큰 도움이 될 것이다. 세상에는 수많은 건강법이 있지만, 극도로 피곤할 때는 아무리 좋은 운동도 선뜻 시도할 마음이 들지 않는다. 운동 기능에 전혀 문제가 없어도 마음이 지치고 기력이 없다면 몸이 천근만근 무겁게 느껴진다. 이럴 때, 단 1~2분만 편안한 마음으로 손가락을 만져보자. 분명히 훨씬 좋아질 것이다.

🖐 활력이 솟는 손가락 요가 72쪽

뇌의 노화를 막아준다

일본인의 평균수명은 세계에서 가장 길지만, '건강수명'(요양을 필요로 하지 않고 일상생활을 자립적으로 영위할 수 있는 나이)은 평균수명보다 7년 정도 짧다. 이 말은 많은 사람이 죽을 때까지 건강을 유지하지 못하고 몇 년간 요양이 필요한 상태로 보낸다는 것을 의미한다. 특히 근력이 떨어지는 노년기에는 운동기능저하증후군(locomotive syndrome) 등으로 점점 움직이기 어려운 상태에 처할 수도 있다. 손가락 요가로 근력을 키우기는 힘들지만 신체를 유연하게 만들 수 있다. 또한 뇌를 자극하고 활성화시키기 때문에 치매 예방에도 한몫을 한다.

몸이 약해지면 뇌도 약해진다. 뇌가 약해지면 기력이 없어지고 몸을 움직이기 힘들어진다. 움직이기 힘들다고 몸을 방치하면 점점 몸이 굳고 기운이 허해진다. 내게 요가를 배우는 사람들 중에도 나이가 많고 병을 앓는 사람들이 꽤 있는데, 그들에게 손가락 요가의 기초를 알려주면 '이 정도면 나도 할 수 있겠다'며 반긴다. 그리고 운동을 지속하는 동안 기력이 돌아오고 말수도 늘어난다. 뇌가 깨어나는 것이다. 삶을 대하는 자세도 의욕적으로 변하고 표정에도 생기가 돌아오며, 자주 몸을 더 움직이고 싶다고 이야기한다.

활력이 솟는 손가락 요가 **72쪽** | 집중력을 높이는 손가락 요가 **78쪽**

엄마의 마음이 아이에게 전해진다

휴가가 따로 없는 엄마는 항상 바쁘고 힘들다. 엄마의 상황을 늘 가까이에서
지켜보는 아이들은 엄마의 감정 변화에 민감하게 반응한다. 엄마의 마음이
안정되어야 아이도 차분해진다. 아이에게 엄마의 심리상태는 절대적이다. 모든
엄마들이 이 사실을 너무나 잘 알면서도 실천을 하지 못한다. 그때그때 피곤을
풀지 않으면 엄마의 짜증은 더 심해진다.

손가락 요가는 아이와 함께하기 좋은 운동이다. 먼저 엄마가 동작을 해보고
아이가 따라하도록 다시 시범을 보여주자. 파트너와 함께 하는 힐링 요가
동작(96쪽)은 엄마와 아이가 정서적인 교감을 나누도록 도와준다. 아직 어린
아이는 엄마의 동작을 스스로 따라하면서 즐거워하고, 조금 큰 아이는 동작을
따라하며 스스로 감정을 조절하고 마음의 안정감을 찾고 집중력을 키운다. 특히
사춘기 청소년에게 감정을 조절하는 법을 가르치는 것은 무척 중요하다. 손가락
요가는 짜증이나 충동적인 행동을 스스로 절제하는 데 도움을 준다.

예뻐지고 싶다면 요가

살을 빼고 체형을 교정하기 위해 요가를 시작하는 여성들이 많다. 요가를
시작한 동기가 뭐였든 간에, 요가 덕분에 예뻐졌다는 사람을 많이 만났다.

요가가 '미용에도 좋다'고 자신있게 말하는 가장 큰 이유는 몸의 내면이 먼저
다듬어진다는 점이다.

손가락 요가도 마찬가지다. 전신의 기의 순환을 원활히 하고 쓸모없는 지방과
노폐물 등 몸속 불필요한 독소들을 배출해주기 때문에 다이어트를 하는
사람에게 추천한다. 손가락 요가로 건강하게 살을 뺄 수 있다. 음식의 유혹을
참기 어렵다면 식사 전에 간단하게 할 수 있는 식욕 억제 동작(94쪽)을
해보자.

손가락 요가로 혈액순환이 좋아지면 냉증과 부종, 변비 등의 불편함은 자연히
해소된다. 이런 사소하지만 아주 불편한 생활 질환들이 해소되면 가장 먼저
피부가 달라질 것이다. 또 한편으로는 마음이 안정되고 두뇌가 맑아지기
때문에 표정도 밝아지고 피부가 팽팽해진다.

✋ 식욕을 억제하는 손가락 요가 94쪽 | 정화호흡법 113쪽

편두통, 뻐근함, 나른함 등 딱히 원인이 없지만 힘든 몸

나른함이나 어지러움, 두통, 뻐근한 어깨처럼 병원에 가도 병명이 명확하지
않지만 생활의 질을 떨어뜨리는 몸 상태를 부정수소(不定愁訴: 몸에 이렇다
할 탈이 없는데도 막연히 몸의 어느 한 부분의 고통이나 장애를 호소하는

상태)라고 한다. 체력이 약한 여성 중에는 이런 증상으로 고민하는 사람이
많은데, 이런 상태가 오래 지속되면 건강과 웃음, 활력을 조금씩 잃어버린다.
부정수소는 자율신경계의 이상으로 발생하는 경우가 많다. 활발할 때
작동하는 교감신경과 여유로울 때 작동하는 부교감신경의 전환이 잘
이루어지지 않기 때문이다. 고민이 있거나 바빠서 긴장 상태가 계속되면
교감신경만 작동하여 몸의 컨디션이 떨어진다. 손가락 요가를 통해 긴장을
풀어 교감신경을 쉬게 하고, 자율신경의 균형을 잡는다면 안 좋은 몸의
상태도 서서히 개선되어 본래 가지고 있던 매력이 빛나게 될 것이다.

🖐 손가락 요가 여유 코스 103쪽

긴장을 가장 빨리 해소하는 방법

많은 군중 앞에 나서야 한다든가 어떤 일을 진두지휘할 때 지나치게 긴장이
되어 머뭇거리거나 실수할까 걱정이 많은가? 내성적인 성격이라면 긴장
때문에 자신의 능력을 다 발휘하지 못할 때가 아주 많을 것이다. 사실 긴장은

건강한 신호이다. 어떻게 되든 상관없다고 생각한다면 긴장하지 않을 것이다.
성실하고 책임감이 강한 사람일수록 긴장하는 법이다.

예를 들어 중요한 비즈니스 미팅을 앞두고 있다고 가정해보자. 프레젠테이션과
협상 등 침착하게 회의를 이끌어 좋은 결과를 내야 하는데 자신이 나서야
하는 순간이 다가올수록 식은땀이 나고, 손이 떨리고, 가슴이 두근거리고,
머릿속은 새하얘진다.

이 순간, 손가락 요가를 몇 동작 해보자. 가능하다면 호흡과 함께 서너
동작만 해도 한결 마음이 차분해진다.

64쪽에 긴장을 푸는 동작들을 소개했다. 미리 몸에 익혀 결정적인 순간에
활용하자.

심리적 압박 조절

골프를 치다가 '이기고 싶다', '좋은 성적을 내고 싶다'는 생각으로 갑자기
클럽을 쥔 손에 힘이 들어가는 경우가 있다. 프로 선수라면 평소의 훈련으로
긴장과 스트레스를 조절하지만, 평소에 스트레스를 많이 받는 성격이라면
스포츠를 즐길 때도 마찬가지일 것이다. 프로 운동선수나 타인 앞에서
공연이나 연주를 하는 예술가들은 긴장을 잘 조절한다. 그리고 호흡 조절에도

능숙하다. 숨을 깊게 쉬면 목소리가 잘 나오고, 몸의 움직임도 편해진다.
손가락 요가는 몸의 움직임과 호흡을 연동시키는 훈련이 되기 때문에
운동이나 예술 활동을 하는 사람에게도 권한다.

적당한 긴장은 사람을 강하게 단련하고 성장시킨다. 요가로 흐트러진 마음을
정돈하면 심리적 압박을 자신의 자양분으로 삼아 긍정적인 마음가짐으로
극복하려는 행동이 가능해질 것이다. 그렇게 심신을 연마해가는 것이다.

🤚 집중력을 높이는 손가락 요가 78쪽

컨디션 조절하기

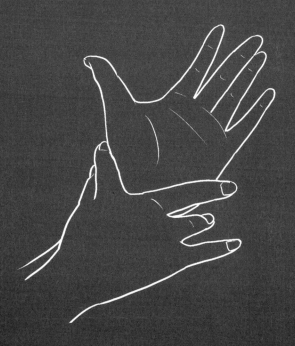

1장에서는 현대인을 괴롭히는 다양한 증상을 해소해주는 손가락 요가 자세를 소개한다.
물론 손가락 요가는 의료행위도 아니고 치료제나 보충제도 아니다. 다만 그 사람이
본래 갖고 있던 몸으로 '정상화시키는 힘이 최대한 발휘되도록 도울 뿐이다.
순서는 중요치 않다. 자신이 급박하게 느끼는 증상별로 찾아서 따라해보길 권한다.
불편한 부분과 손의 어느 부분이 연결되는지 궁금하다면 10쪽에 소개된 상응도를
다시 살펴보자. 어깨 뭉침이나 일상의 피곤, 약간의 두통 등은 손가락 요가에 의한
자극으로 프라나(prana,氣)의 순환이 좋아지면 바로 해소된다.

시작이 반이다
일단 따라해보자

처음 시작하는 손가락 요가: 준비운동─목

준비

어깨를 움직이지 말고 목을 좌우로 돌리며
보이는 것을 기억한다.

STEP 1

가운뎃손가락 끝부분을 쥐고 첫 번째 관절을
돌린다는 기분으로 좌우로 10번 비튼다.

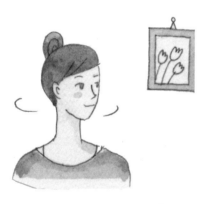

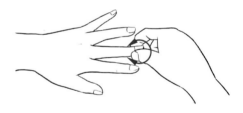

첫 번째 관절을 움직인다.

효과를 바로 실감할 수 있는 손가락 요가를 소개한다.

아래의 설명을 읽고 동작을 따라해보자.

STEP 2

다음으로 두 번째 마디를 쥐고 두 번째 관절을
돌린다는 기분으로 10번 비튼다.

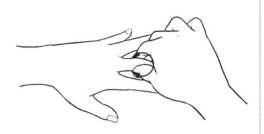

두 번째 관절을 움직인다.

결과

다시 목을 움직여, 보이는 것을 비교해보자.
고개가 더 많이 돌아가서 조금 전에는 보이지
않았던 부분까지 볼 수 있을 것이다.

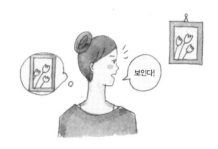

보인다!

🖐 **손가락 요가를 할 때는**

· 호흡은 멈추지 않는다.

· 강도는 처음에는 약하게, 익숙해져도 통증이
  느껴질 정도로 강하게 누르지 않는다. 아프지만
  기분 좋을 정도의 강도가 적당하다.

· 손톱으로 피부에 상처가 나지 않도록 주의한다.

· 손바닥이나 손가락으로 수직의 힘이 더해지도록
  누른다.

처음 시작하는 손가락 요가: 준비운동–어깨

준비

양손을 깍지 끼고 위로 뻗는다.
또 어깨를 빙글 돌려본다. 이때 어깨 관절이
잘 움직이는지 체크한다.

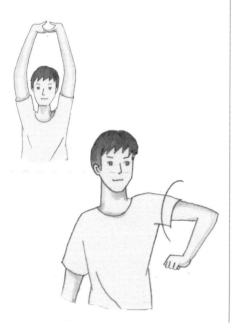

STEP I

가운뎃손가락과 집게손가락 사이를 반대 손
엄지손가락으로 꾹 누른다.

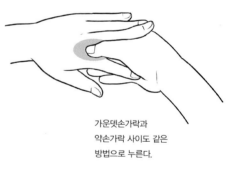

가운뎃손가락과
약손가락 사이도 같은
방법으로 누른다.

지압 세기

STEP 2

집게손가락을 잡고 빙글 돌린다.
약손가락도 반복한다.

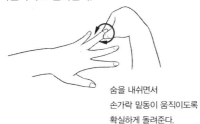

숨을 내쉬면서
손가락 밑동이 움직이도록
확실하게 돌려준다.

STEP 3

가운뎃손가락을 잡고 뒤로 젖힌다.

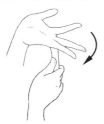

지압 세기	

결과

다시 팔을 돌려보자. 팔 움직임이 부드러워진
것을 느낄 수 있다.

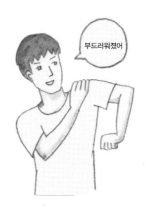

부드러워졌어

밤샘으로
수면 부족일 때

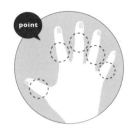

point

수면 부족으로 멍한 느낌을 해소하는 손가락 요가 1

STEP 1

가운뎃손가락 등을 문질러 자극한다.
이어서 엄지와 새끼손가락을 문지른다.

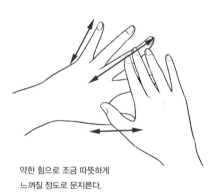

약한 힘으로 조금 따뜻하게
느껴질 정도로 문지른다.

숨을 내쉬며	💨
지압 세기	

STEP 2

양손의 손가락을 맞춘 채로 서로 밀며 뒤로
젖힌다. 동시에 손가락의 사이를 벌린다.

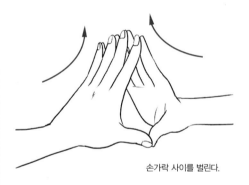

손가락 사이를 벌린다.

숨을 내쉬며	💨
지압 세기	

잠을 제대로 자지 못하면 손은 힘이 풀려 점점
안쪽으로 굽어지게 된다. 졸음을 쫓고 싶을 때는
모든 손가락을 뒤로 젖히면 좋다. 또 손가락 사이를 쭉쭉 펴는
동작도 효과가 있다.

수면 부족으로 멍한 느낌을 해소하는 손가락 요가 2

STEP 1

손바닥을 사용해서
손가락과 손가락 사이를 벌린다.

> ✋ 꼭 어느 손가락부터 해야
> 한다는 순서는 없다. 머리가 멍할
> 때에도 할 수 있다.

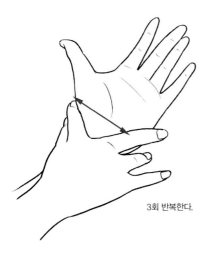

3회 반복한다.

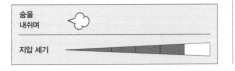

숨을 내쉬며	☁
지압 세기	

어깨가 딱딱하게
뭉치고 아플 때

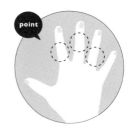
point

뭉친 어깨를 푸는 손가락 요가 1

STEP 1

집게손가락의 밑동을 반대 손의
엄지손가락으로 꾹꾹 눌러 주무른다.
약손가락도 반복한다.

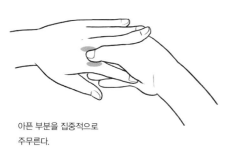

아픈 부분을 집중적으로
주무른다.

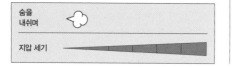

숨을
내쉬며

지압 세기

STEP 2

집게손가락, 가운뎃손가락, 약손가락을
한 손가락씩 뒤로 젖힌다.

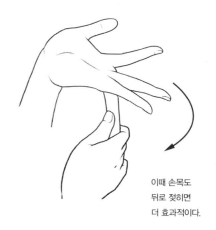

이때 손목도
뒤로 젖히면
더 효과적이다.

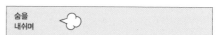

숨을
내쉬며

어깨 결림은 수많은 현대인들의 고질병이다.

특히 한 자리에 같은 자세로 오랫동안 앉아서 일하는 사람들은

어깨의 통증을 호소한다. 어깨에 해당하는 부분은 집게손가락과

가운뎃손가락, 가운뎃손가락과 약손가락 사이이다.

뭉친 어깨를 푸는 손가락 요가 2

STEP 1

가운뎃손가락을 잡고 빙빙 돌려 움직여준다

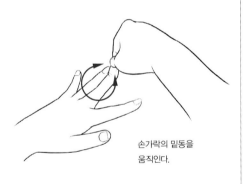

손가락의 밑동을
움직인다.

숨을
내쉬며

STEP 2

약손가락, 집게손가락도 똑같이 움직여준다.

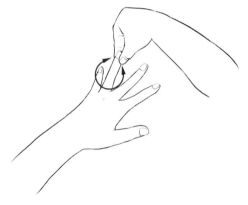

숨을
내쉬며

목이 뻐근하고
통증이 느껴질 때

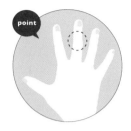

point

준비

가운뎃손가락의 손톱 양쪽을 잡고 첫 번째
관절을 비틀듯이 돌려서 풀어준다.

🖐 목의 오른쪽이 아플 때 가운뎃손가락의
오른쪽을 중점적으로 한다.
손등을 봤을 때 오른속 가운뎃손가락의 오른쪽
면, 왼손 가운데 손가락의 오른쪽 면이 목의
오른쪽에 해당한다.

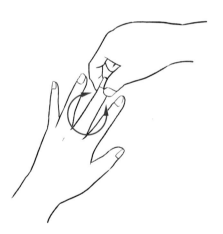

목에 해당하는 부분은 가운뎃손가락이다. 가운뎃손가락을
쓰다듬거나 주물러서 풀어주면 목의 움직임도 편해진다.

목의 통증을 해소하는 손가락 요가

STEP 1

가운뎃손가락의 두 번째 마디를 잡고
비틀듯이 돌려서 풀어준다.

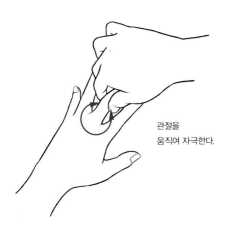

관절을
움직여 자극한다.

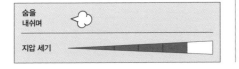

숨을
내쉬며

지압 세기

STEP 2

같은 부분을 반대 손의
엄지손가락으로 문질러준다.

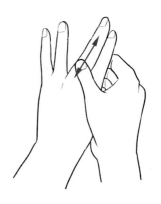

엄지손가락을 상하로 움직이면서
목에 해당하는 부분을 풀어준다.

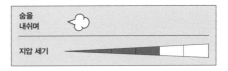

숨을
내쉬며

지압 세기

허리가 딱딱하게 굳고 아플 때

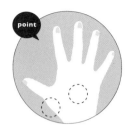
point

허리를 편안하게 하는 손가락 요가

STEP 1

가운뎃손가락과 연결된 손등 중심에 있는 뼈가 등뼈에 해당한다. 그 양쪽을 엄지손가락으로 누른다.

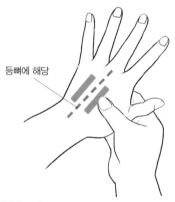

등뼈에 해당

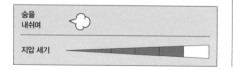
통증을 느끼는 부분을 찾아서 그곳을 중점적으로 눌러 풀어준다.

숨을 내쉬며

지압 세기

STEP 2

옆구리가 아플 경우 엄지손가락의 밑동과 새끼손가락 밑동의 바깥쪽을 누른다.

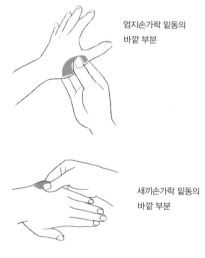

엄지손가락 밑동의 바깥 부분

새끼손가락 밑동의 바깥 부분

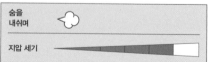
숨을 내쉬며

지압 세기

허리가 딱딱하게 굳고 아플 때 하는 요가이다.
손등의 중심보다 아래 쪽인 허리에 해당하는 부분을
문질러 관리한다.

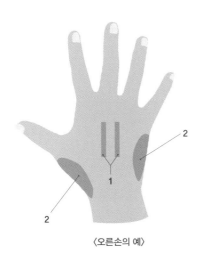

〈오른손의 예〉

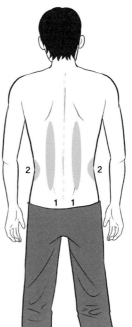

1 등뼈 주변이 아플 때   **2** 옆구리가 아플 때

실제로 통증을 느끼는 부분에 맞추어 누르는 부분을 바꿔보자.

눈이 충혈되고
피곤할 때

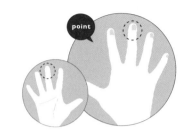

눈의 피로를 푸는 손가락 요가 1

STEP 1

가운뎃손가락의 양 옆을 눌러서 자극하거나
잡고 돌린다.

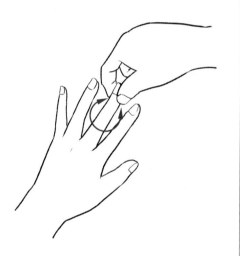

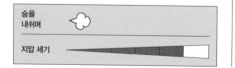

숨을 내쉬며	
지압 세기	

STEP 2

가운뎃손가락 지문의 중앙을 손톱으로 누른다.

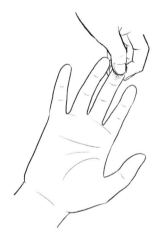

눈의 피로는 목의 피로에서 오는 경우가 많다. 그래서
목 주변의 뭉친 근육을 풀어주면 눈의 피로도 개선된다.
또 조기법*도 눈의 피로를 푸는 데 도움이 된다.

*조기법(照氣法):
일본요가연맹에서
사용하는 용어로
눈의 피로를 푸는
방법이다. '눈의
피로를 푸는 손가락
요가 2' 동작에
해당한다.

눈의 피로를 푸는 손가락 요가 2

STEP I

손바닥을 비벼 따뜻하게 한 후
밥그릇처럼 동그랗게 오므려 손바닥의 중앙이
눈 위에 오도록 댄다.

> 숨을 들이쉬며 손바닥에서 눈으로
> 에너지를 보내고, 숨을 내쉬면서 눈의
> 피로를 입으로 내보낸다고 상상하라.
> 눈의 피로가 풀리고 시계가 밝아진다.

손가락이 아니라
손바닥 중심이 눈에
오도록 댄다

눈을 감고 한다.

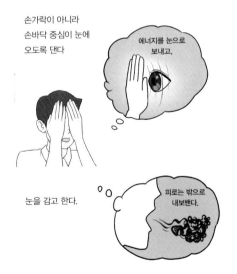

에너지를 눈으로
보내고,

피로는 밖으로
내보낸다.

소화가
잘 되지 않을 때

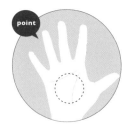

point

위장을 편하게 하는 손가락 요가

🖐 위장을 활성화시키는 경혈

손바닥의 중앙이 배꼽의 혈이다. 왼손의 경우
배꼽 혈에서 약간 위쪽의 새끼손가락에 가까운
부분이 위에 해당한다.

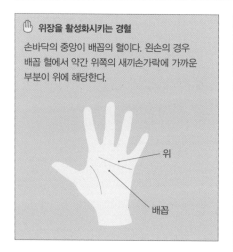

위

배꼽

STEP I

손바닥의 중앙이 배꼽이다. 배꼽을 중심으로
새끼손가락 쪽으로 조금씩 옮기며 날숨에
맞춰 누른다

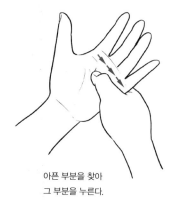

아픈 부분을 찾아
그 부분을 누른다.

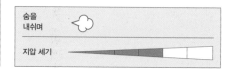

숨을
내쉬며

지압 세기

위나 장과 같은 소화기관과 연결되어 있는 부분은 손바닥의
중앙 부분이다. 이곳을 자극해 위장을 다스리는 손가락 요가를
소개한다. 위의 상태가 나쁠 때나 잦은 회식으로 위장이 지쳐 있을
때 요긴하게 활용할 수 있다. 또 평소에 해두면 위가 튼튼해진다.

STEP 2

위와 장 모두를 다스리고 싶으면 손바닥을
골고루 지압한다. 기분이 좋고 편안하다고
느껴지는 부분을 숨을 내쉬면서 누른다.

🖐 위장이 활성화되어 건강해지므로
위가 약한 사람에게도 추천한다.

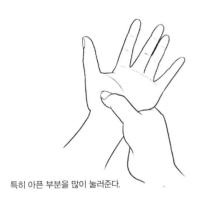

특히 아픈 부분을 많이 눌러준다.

| 숨을
내쉬며	💨
지압 세기	

지독한 숙취로
컨디션이 엉망일 때

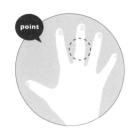

point

기분이 나쁠 때 효과가 있는 손가락 요가

STEP I

가운뎃손가락 등을 문지른다

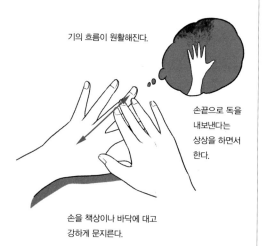

기의 흐름이 원활해진다.

손끝으로 독을
내보낸다는
상상을 하면서
한다.

손을 책상이나 바닥에 대고
강하게 문지른다.

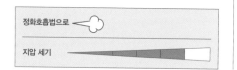

정화호흡법으로

지압 세기

STEP 2

가운뎃손가락 손톱의 양쪽을 잡고
첫 번째 관절을 돌린다

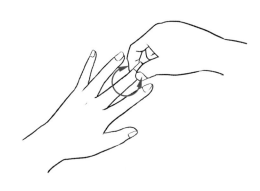

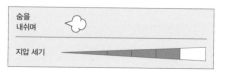

숨을
내쉬며

지압 세기

숙취로 힘들다면, 요가 동작으로 가능한 한 빨리 몸 속에 쌓인
독을 배출할 수 있다. 정화호흡법(113쪽)을 함께 하면 효과가 좋다.
그 밖에 차멀미가 날 때나, 변비 때문에 기분이 나쁠 때도 효과적이다.

STEP 3

가운뎃손가락을 안으로 접은 다음,
늘이면서 뒤로 젖힌다.

독을 배출할 때는 정화호흡법을 같이
하면 몸 속이 정화되어 깨끗해진다.

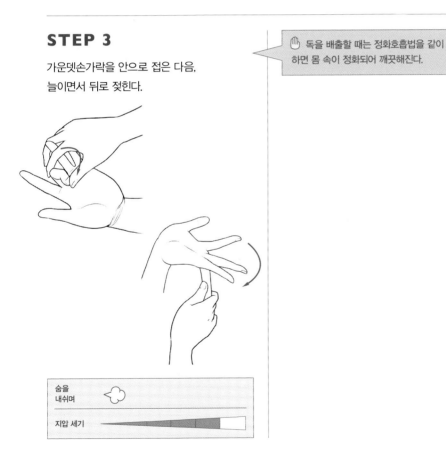

숨을
내쉬며

지압 세기

배탈이나 설사로
고생할 때

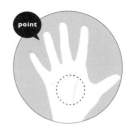

위장의 움직임을 건강하게 하는 손가락 요가

STEP I

손바닥에 그림과 같이 9등분한 사각형과 번호를 상상한다.

왼손

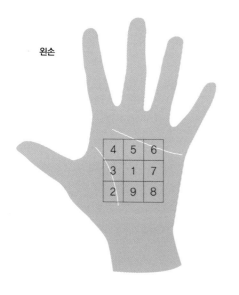

오른손

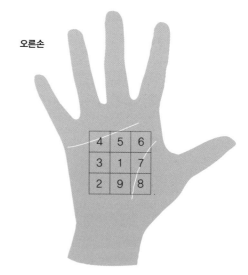

과식했거나 잘 먹고 난 다음 위가 피로할 때는 손바닥을 눌러 자극하면 내장이 튼튼해지고 움직임이 활발해진다. 식욕이 없을 때는 위가 피곤하다는 신호이기 때문에 무리해서 먹지 말고 위를 쉬게 해준다.

STEP 2

1부터 9까지 그림 순서대로 반대쪽 엄지손가락으로 누른다.

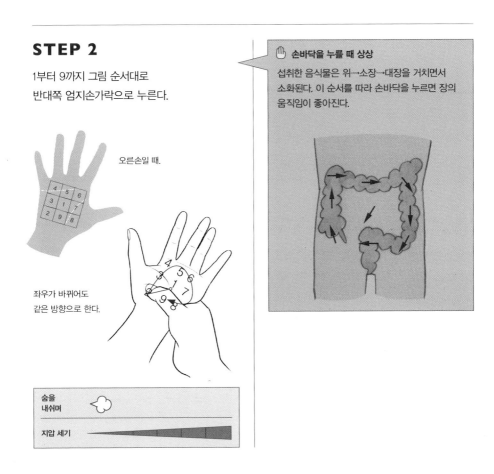

오른손일 때.

좌우가 바뀌어도 같은 방향으로 한다.

🖑 **손바닥을 누를 때 상상**

섭취한 음식물은 위→소장→대장을 거치면서 소화된다. 이 순서를 따라 손바닥을 누르면 장의 움직임이 좋아진다.

숨을 내쉬며

지압 세기

하체를 괴롭히는
냉증과 부종

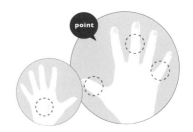

혈액순환에 좋은 손가락 요가 1

STEP 1

가운뎃손가락의 등을 문지른다. 이어서 다리에
해당하는 엄지와 새끼손가락을 문질러준다.

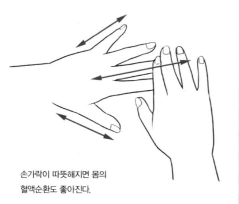

손가락이 따뜻해지면 몸의
혈액순환도 좋아진다.

STEP 2

손바닥을 서로 비빈다.

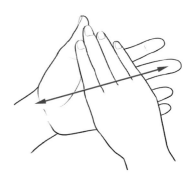

손바닥이
따뜻해질 때까지 한다.

숨을 내쉬며	
지압 세기	

여성들에게 흔히 나타나는 냉증. 냉증의 원인은 혈액순환 불량과
자율신경 교란이다. 손을 따뜻하게 하면 혈액순환이 좋아지고 전체적인
냉증을 해소할 수 있다. 몸의 찬 부분을 체크하고, 그 부위에 해당하는
손가락의 부분을 문지르면 몸이 따뜻해지고 부종도 나아진다.

혈액순환에 좋은 손가락 요가 2

STEP I

손을 깍지 끼고 손가락의 옆쪽을 서로
비비면서 움직인다. 10회 한 뒤 깍지를 바꿔
끼고 다시 10회 반복한다.

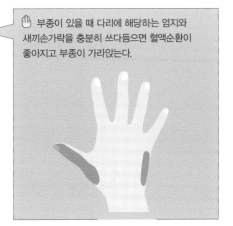

부종이 있을 때 다리에 해당하는 엄지와
새끼손가락을 충분히 쓰다듬으면 혈액순환이
좋아지고 부종이 가라앉는다.

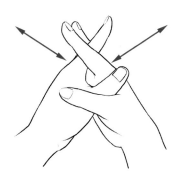

10번 비빈 후 손을 바꾼다.

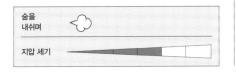

숨을
내쉬며

지압 세기

임신으로
몸이 무거워졌을 때

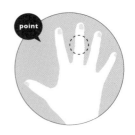

point

임신부의 허리와 등을 편하게 하는 손가락 요가

준비

등과 허리를 펴는 스트레칭 효과가 있는
동작이다. 태아가 자라면서 등과 허리에
점점 부담이 커진다. 몸을 뒤로 젖히기 힘든
상황이므로, 대신 이 동작으로 등과 허리를
풀어줄 수 있다.

STEP 1

손을 책상이나 바닥에 올려놓고
가운뎃손가락에서 손목까지 문질러준다.

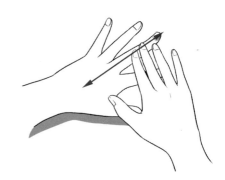

숨을 내쉬며	🌬
지압 세기	

🤚 **임신은 여성을 빛나게 한다**

임신 기간 중에는 몸과 마음에 스트레스가 더
쉽게 쌓인다. 이때 긴장을 풀기 위해 꼭 필요한
것이 손가락 요가이다. 태아가 뱃속에서 건강하게
자라도록 따뜻한 에너지를 보내주자. 산모가
빛나면 아기도 빛난다.

차분한 마음으로 태아에게 마음을 집중하며 엄마가 되기 위한 마음가짐을 가다듬고, 출산과 양육에 대한 불안도 떨쳐낼 수 있다. 시간이 허락한다면 온몸을 사용하는 임신부 요가를 권한다. 하지만 그럴 수 없다면 지금 바로 손가락 요가를 시작하자.

STEP 2

가운뎃손가락 끝을 잡고 손등 쪽으로
세 번 젖힌다.

혈액순환에 좋은 동작 **54쪽**

고양이 자세 **104쪽**

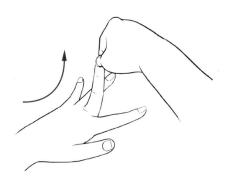

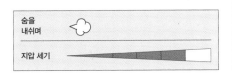

숨을
내쉬며

지압 세기

출산이
가까워졌을 때

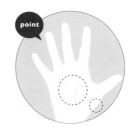

긴장을 풀기 위한 손가락 요가

STEP 1

숨을 내쉬면서 손바닥을 비벼
따뜻하게 한다.

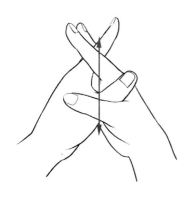

숨을 내쉬며	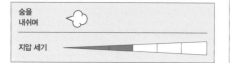
지압 세기	

STEP 2

따뜻해진 손을
배에 대고
아기에게 말을 건다.

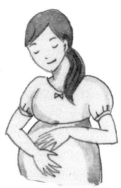

🖐 뱃속의 아기는 엄마의 목소리와 손을
좋아한다. 엄마의 목소리로 사랑을 담은 말을
들려주자.

🖐 주의
동작을 하다가 배가 당긴다는 느낌을 받을 때가
있다. 그럴 때는 동작을 즉시 멈추고 휴식한다.
천천히 복식호흡을 하면 당김이 가라앉는다.

사바사나 자세 106쪽

출산일이 가까워지면서 몸이 긴장하고 손바닥이 뻣뻣해진다.

이때 간단한 마사지로 손의 긴장을 풀어주자.

손가락을 뒤집거나 손바닥을 비비는 동작으로 긴장을 풀 수 있다.

출산 준비 손가락 요가

준비

분만은 가능한 한 긴장을 풀고
진행하는 것이 이상적이다.
임신 기간 중 다리 고관절의 유연성을
길러놓으면 분만을 할 때 도움이 된다.

> 🖐 순산으로 이어지는 완전호흡법
> 출산을 할 때 호흡법이 매우 중요하다. 순산으로
> 이어지는 완전호흡법(118쪽)을 연습해두자.
> 아프면 전신의 근육이 딱딱해져 자궁 입구나
> 산도의 근육이 경직되고 몸의 균형이 깨지며
> 호흡이 약해져서 분만에 방해가 된다.

STEP 1

손바닥의 엄지손가락 밑둥에 튀어나와 있는
뼈를 꾹꾹 누른다.

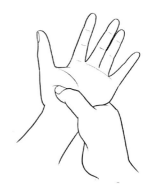

아픈 부분을 풀어주면 고관절이
유연해진다. 편하게 다리를 벌릴 수
있도록 연습해두자.

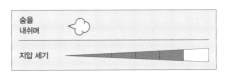

숨을 내쉬며

지압 세기

분만 중에 진통이 찾아왔을 때

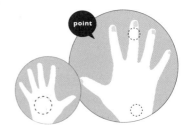

point

진통을 견디게 하는 손가락 요가

STEP 1

손바닥에서 허벅지의 뿌리인 서혜부에 해당하는 부분을 강한 힘으로 누른다. 그런 다음 꼬리뼈와 항문 사이에 해당하는 부분을 누르거나 문질러서 풀어준다.

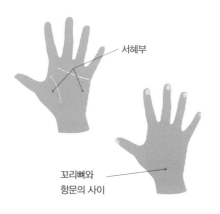

서혜부

꼬리뼈와 항문의 사이

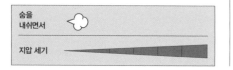

숨을 내쉬면서

지압 세기

STEP 2

가운뎃손가락 첫 번째 관절을 문질러 자극한다.

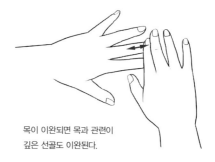

목이 이완되면 목과 관련이 깊은 선골도 이완된다.

출산이 가까워져 몸을 움직이기 힘든 상황이라도 손가락 요가는 거뜬히 해낼 수 있다. 잘 기억해뒀다가 진통 중에도 이 동작들을 따라해보자. 특히 아기가 산도를 지날 때 손가락 요가는 산모의 긴장을 풀어준다.

✋ **산후조리도 손가락 요가로**
출산 후 몸 상태가 회복될 때까지 무리해서는 안 된다. 출산 후 산모의 회복에도 손가락 요가가 도움이 된다. 아래의 손가락 요가를 참고하라.

뭉친 어깨를 푸는 손가락 요가 **40쪽**
허리를 편안하게 하는 손가락 요가 **44쪽**
뇌의 긴장을 풀어주는 손가락 요가 **92쪽**

상허하실(上虛下實)

상허하실이란 상반신의 힘을 완전히 빼고 배나 허리에 힘을 모은 상태로, 가장 자연스러운 자세이다. 기공이나 좌선에서도 사용하는 말로 인간의 심신이 가장 안정된 상태를 가리킨다. 인간은 다리와 허리 등의 하반신이 묵직하게 안정되어 있고, 머리나 어깨, 손 등은 편안히 긴장을 푼 상태에서 가장 편안하다.

그런데 정신이 흐트러지면 '머리로 피가 몰린다'고 하듯이 머리로 에너지가 모이게 된다. 또 게임이나 스마트폰과 같이 머리만 사용하는 작업을 해도 기의 흐름이 머리로 집중되어 하반신은 약해진다. 이것은 부자연스런 상태이다.

요가와 마찬가지로 손가락 요가를 할 때도 '상허하실'을 의식하자. 어떤 자세이든 하반신, 특히 배꼽 아래 단전에 힘을 모으는 것이 좋다.

2장

마음 조절하기

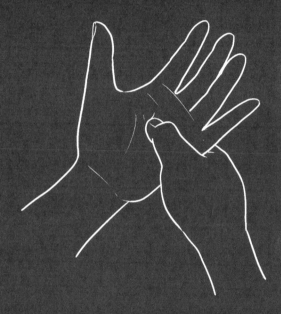

스트레스는 그것의 원인이 되는 스트레스 원(-源, stressor)에 대한 반응이다.
스트레스 원인은 외부 스트레스와 내부 스트레스로 나눌 수 있는데, 외부 원인에는
사회생활에서 부딪히는 타인이나 주어지는 일, 더위, 추위, 소음 등과 같은 환경과
자연재해가 속한다. 이 외부 원인은 스스로 컨트롤 할 수 없다.
내부 스트레스 원인은 자세의 뒤틀림, 불규칙적인 생활, 부정적인 사고방식 등이 있다.
내부의 원인은 스스로 다스릴 수 있고 조절할 수 있다. 중요한 것은, 내부 원인을 잘
다스리면 외부 스트레스에 대한 반응도 충분히 다스릴 수 있다는 점이다. 즉 스트레스를
줄일 수 있다. 내부 스트레스 원인을 컨트롤하는 것이 손가락 요가의 중요한 목적이다.
심리적 압박이나 분노, 인간관계의 불편함 등에 괴롭다고 느끼지 않으면 정신적인,
육체적인 타격을 받지 않게 된다.

중요한 일을
앞두고 긴장될 때

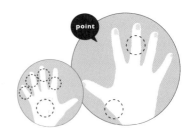

point

침착함을 되찾고 평상심을 유지하는 손가락 요가 1

준비

숨을 내쉬면서 1분간 부드럽게
손을 털면서 풀어준다.

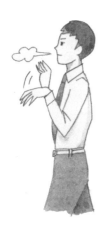

긴장하면 등이 뻣뻣하게 굳는다.
이때 손가락 사이를 벌리면 등 근육이 이완되어
마음의 여유를 찾을 수 있다.

STEP I

가운뎃손가락의 등을 문지른다.
그런 다음 엄지와 새끼손가락을 문지른다.

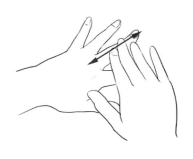

약한 힘으로 따뜻하다고
느낄 정도로 문지른다.

숨을 내쉬며		
지압 세기		

긴장되는 순간에 하면 좋은 손가락 요가이다. 사람들은 긴장하면
손이 뻣뻣해진다. 긴장해서 몸이 굳을 때, 우선 손목을 털어
부드럽게 해보자. 그리고 손가락 사이를 벌리며 근육을 이완시키면
침착함을 되찾을 수 있다.

STEP 2

숨을 내쉬며 손바닥의 단전 혈을
왼손 오른손 바꿔가며 누른다.

🖐 단전 혈은 정신적인 안정에 도움이 되는
혈이다. 배꼽 아래 단전에 에너지를 모은다고
머릿속으로 그리면서 누른다.

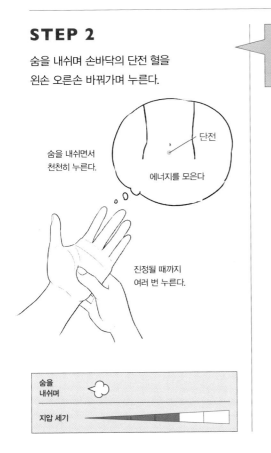

단전

숨을 내쉬면서
천천히 누른다.

에너지를 모은다

진정될 때까지
여러 번 누른다.

숨을 내쉬며	☁
지압 세기	

침착함을 되찾고 평상심을 유지하는 손가락 요가 2

STEP 1

엄지손가락 이외의 손가락을 모으고,
반대쪽 손으로 잡는다.
숨을 내쉬면서 천천히 뒤로 젖힌다.

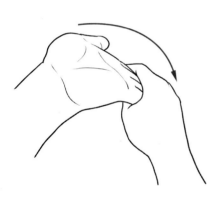

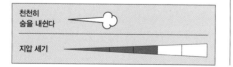

천천히
숨을 내쉰다

지압 세기

STEP 2

숨을 내쉬면서 양손을 쫙 편다.

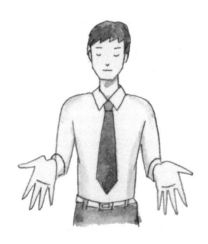

긴장해서 몸이 수축되기
때문에 역자극을 준다.

숨을
내쉬며

66

침착함을 되찾고 평상심을 유지하는 손가락 요가 3

STEP 1

좌우의 손을 교대로 감싸 쥐듯이 잡고
서로 주물러 준다.

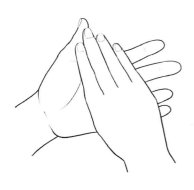

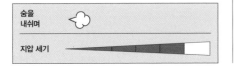

숨을 내쉬며	☁
지압 세기	◢◣

STEP 2

단전 혈을 누른다.

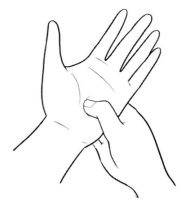

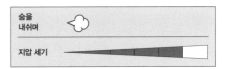

숨을 내쉬며	☁
지압 세기	◢◣

초조함이 진정되지 않을 때

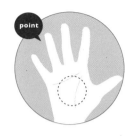

point

기분을 진정시키는 손가락 요가

STEP I

숨을 내쉬면서 양손을 깍지 끼고 위쪽으로 쭉 기지개를 켠 다음, 힘을 탁 뺀다.

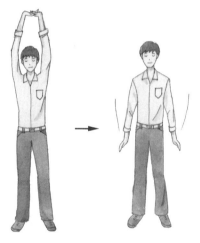

두 팔을 위쪽으로 쭉 늘인다

팔을 툭 떨어뜨린다. 이렇게 하면 상반신의 힘이 빠진다

STEP 2

숨을 깊이 들이마시고 내쉬면서 손바닥의 중심, 배꼽 혈을 6~8초 동안 누른다.

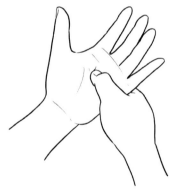

마음이 안정될 때까지 반복한다.

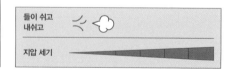

들이 쉬고 내쉬고

지압 세기

사소한 일이 신경 쓰여 안절부절할 때, 그런 기분이 계속되면
몸도 지치게 마련이다. 초조함을 해소하고 마음의 안정을
되찾는 손가락 요가를 소개한다.

STEP 3

같은 방법으로 숨을 깊이 들이쉬고 내쉬면서
단전 혈을 누른다.

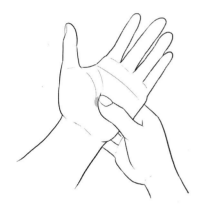

초조해서 어깨나 목으로
올라간 기를 단전으로 모은다.

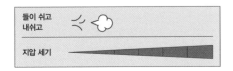

들이 쉬고
내쉬고

지압 세기

화를 참기
어려울 때

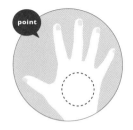

준비

감정이 격해졌을 때, 뭔가를 말하거나
행동하기 전에 등 뒤로 양손을 깍지 끼고 숨을 내쉬며
가슴과 손가락을 쫙 편다.

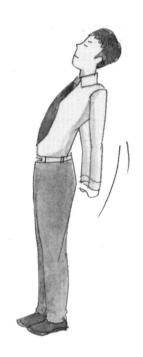

초조함을 넘어서 폭발 직전! 분노를 조절하고
감정을 다스리는 손가락 요가이다. 화나는 일이 있을 때
무의식적으로 주먹을 쥐거나 손에 힘이 들어간다.
이때 손을 부드럽게 풀어주면 감정 조절에 도움이 된다.

감정을 조절하는 손가락 요가

STEP 1

손등을 쓰다듬으면서
마음을 진정시킨다.

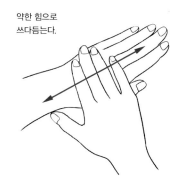

약한 힘으로
쓰다듬는다.

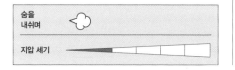

숨을
내쉬며

지압 세기

STEP 2

손가락 사이를 주물러서 뻣뻣하게
굳은 손을 풀어준다.

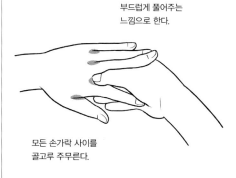

부드럽게 풀어주는
느낌으로 한다.

모든 손가락 사이를
골고루 주무른다.

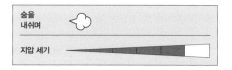

숨을
내쉬며

지압 세기

아무 의욕도
생기지 않을 때

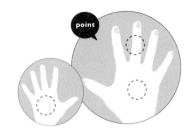

활력이 솟는 손가락 요가 1

STEP 1

몸 전체에 기운을 돌게 하려면 뇌의 혈액
순환이 좋아져야 한다.

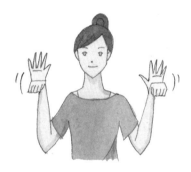

호흡에 맞추어 손을
접었다 폈다 반복한다.

STEP 2

다리와 허리에 힘을 준다.

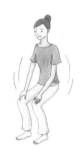

STEP 3

팔을 쫙 펴고 가슴을 젖힌다.

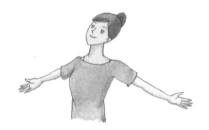

컨디션이 안 좋은데 기분도 내키지 않고, 아무것도 하고 싶지 않은 날이 있다. 그런 날에는 다른 동작은 제쳐놓고 그저 손을 쫙 펴는 것만으로도 도움이 된다. 지금 소개한 동작들은 아침에 일어났을 때 이불 속에서도 할 수 있다.

활력이 솟는 손가락 요가 2

STEP 1

바닥에서 뒹굴면서 해도 좋다.
풀무호흡(114쪽)을 하면서 어깨나 등을
조금씩 크게 움직여보자. 몸에 점점
에너지가 차오르는 것이 느낄 수 있다.

🤚 정화호흡법(113쪽)만 해도 효과가 있다.

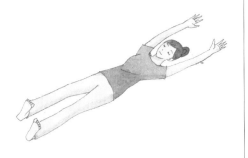

활력이 솟는 손가락 요가 3

STEP 1

가운뎃손가락 손톱의 양쪽을 쥐고
첫 번째 관절을 비튼다.

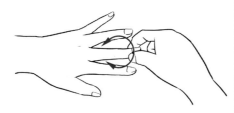

좌우 10회 반복한다.

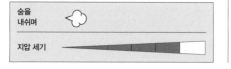

숨을
내쉬며

지압 세기

STEP 2

다음으로 똑같이 두 번째 관절을 쥐고 비튼다.

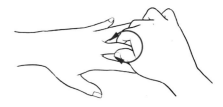

등뼈를 통과하는
기의 흐름이 좋아진다.

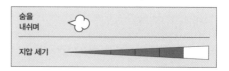

숨을
내쉬며

지압 세기

Pick up!

· 등뼈를 통과하는 기의 흐름이
  좋아진다고 생각하면서 한다.

· 내장의 혈액 순환을 위해 손바닥을
  주무르는 것도 효과가 있다.

STEP 3

바닥에서 뒹굴면서 해도 좋다.
풀무호흡(114쪽)을 하면서 어깨나 등을
조금씩 크게 움직여보자. 몸에 점점
에너지가 차오르는 것이 느낄 수 있다.

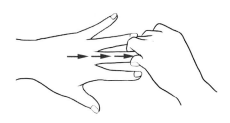

손끝까지 조금씩 눌러 마사지하면서
이동하고 마지막에는 힘껏 당긴다.

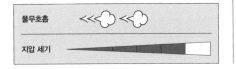

STEP 4

엄지손가락을 제외한 네 손가락을 잡고
뒤로 젖힌다.

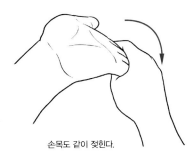

손목도 같이 젖힌다.

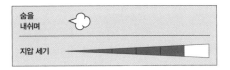

하기 싫은 일을 해야 할 때

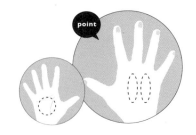

point

의지를 북돋는 손가락 요가 1

STEP 1

손바닥을 전체적으로 주무른다.

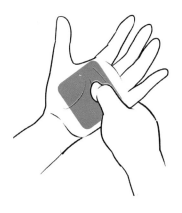

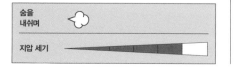

숨을 내쉬며

지압 세기

STEP 2

단전 혈을 자극하면 배에 힘이 모인다.
풀무호흡(114쪽)을 같이하면 몸 속에 힘이
돌아오는 것을 느낄 수 있다.

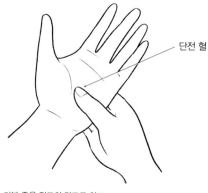

단전 혈

기분 좋을 정도의 강도로 하고,
누를 때는 숨을 내쉰다.

풀무 호흡

아무것도 하기 싫지만 해야 할 일이 있다.

그럴 때는 골고루 손바닥을 주물러보자. 손바닥에서

몸 속 깊은 곳으로 힘이 전달되면서 활력을 되찾을 수 있다.

의지를 북돋는 손가락 요가 2

STEP 1

손등의 등뼈에 해당하는 부분의
양쪽을 누른다.

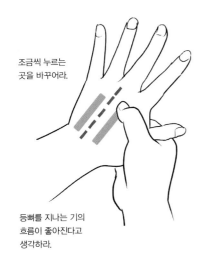

조금씩 누르는
곳을 바꾸어라.

등뼈를 지나는 기의
흐름이 좋아진다고
생각하라.

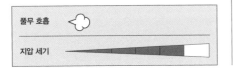

풀무 호흡

지압 세기

🖐 Pick up!

손바닥의 중심은 배꼽에 해당한다. 그 조금
아래가 단전 혈이다.

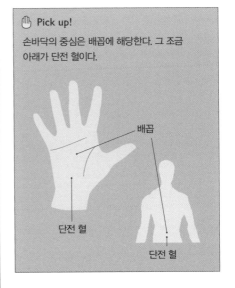

배꼽

단전 혈

단전 혈

두뇌를 활성화시키고 싶을 때

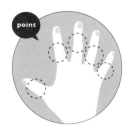
point

집중력을 높이는 손가락 요가

STEP 1	STEP 2
손을 꽃봉오리 모양으로 합장한다.	양손으로 서로 누르듯이 손가락을 쫙 펼친다.

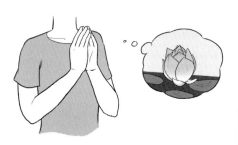

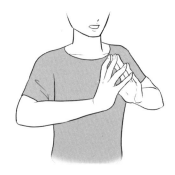

손을 살포시 모으고
그 속에 집중해야 할 일을
담는다고 생각한다.

숨을 내쉬며 잡념을
입으로 내보낸다고 생각한다.

| 숨을 내쉬며 | 숨을 내쉬며 |

사고력과 집중력을 높이고 마음과 두뇌를 창조적으로 만드는
손가락 요가이다. 새로운 아이디어를 생각할 때는 손가락을 움직이면서
하면 좋다. 평상시 하지 않는 손가락 동작을 하면 뇌가 자극되어
새로운 사고회로가 열린다.

아이디어가 솟는 손가락 요가 1

STEP I

그림과 같이 오른손은 손가락 두 개를 펴고
왼손은 세 개를 편다.

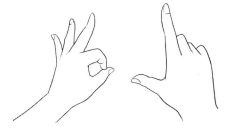

STEP 2

'하나 둘' 구령에 맞춰 동시에 좌우를 바꾼다.

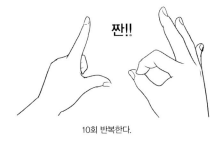

짠!!

10회 반복한다.

🖐 익숙해지면 손가락 모양을 바꿔가며 좀더
복잡한 동작을 해보자.

아이디어가 솟는 손가락 요가 2

STEP 1

가운뎃손가락과 약손가락 사이를 벌린다.

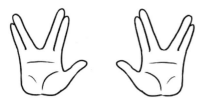

STEP 2

'하나 둘' 구령에 맞춰 가운뎃손가락과 약손가락을 붙이고 집게와 새끼손가락을 벌린다.

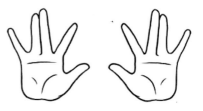

리듬감 있게 10회 반복한다.

손가락을 굽히거나 돌리거나 뒤로 젖히면
뇌가 활발히 움직인다. 수험생에게도 권한다.
장시간 공부해서 집중력이 떨어졌을 때 손을
풀어주면 머리의 피로도 풀린다.

요가 이해하기
역자극(逆刺戟)

요가에서는 역자극을 권한다. 평소에는 하지 않는 동작, 평소와는 반대의 동작으로 뇌를 자극시키는 것이다. 나는 일주일에 몇 차례씩 공원에서 뒤로 걷는 연습을 한다. 그러면 평소 아무렇지 않게 하던 걷기의 의미를 깊이 생각하게 되고, 몸을 기울이는 방법이나 무릎을 구부리는 방법 등 더 잘 걸을 수 있는 방법을 몸으로 이해하게 된다.

단식을 통해 식사의 의미를 다시 생각해볼 수도 있다. 몸속을 비워내면 소화기관과 에너지의 움직임에 의식을 기울이게 된다. 혹은 시험 삼아 잘 안 쓰는 손으로 글씨를 쓰거나 휴대전화를 조작해보자.

손가락은 자연히 안쪽으로 둥글게 말린다. 반면 손가락 요가에는 손가락을 뒤로 뻗는 움직임이 많은데, 그것이 바로 역자극이다. 이렇게 하면 뇌가 활성화되어 균형이 잡히고 기의 흐름이 원활해지고 기분이 좋아진다.

3장

습관 만들기

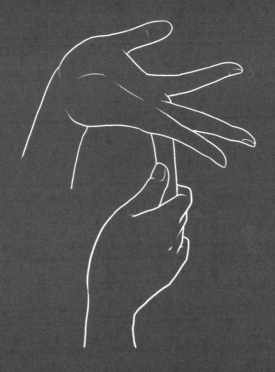

몸과 마음이 자연스럽게 조절되고 평정심을 갖게 되면, 그 건강을 유지하고 싶어질 것이다. 조절과 회복, 안정과 편안함이 습관이 되면, 즉 몸과 마음이 단련되면 어떤 문제가 닥치더라도 극복할 수 있다. 작은 일에도 깊게 상처를 받거나 헤어나올 수 없는 고민의 함정을 '마음의 독'이라고 한다. 독이 쌓이면 외부 환경에 저항력이 약해져 큰 타격을 받고 만다. 손가락 요가로 마음의 독을 풀어내자.

매일 하는 손가락 요가
속성 코스

STEP 1

가운뎃손가락의 손톱 양쪽을 잡고 첫 번째
관절을 좌우로 비튼다.

> 🖐 시간이 없을 때는 가장 중요한
> 가운뎃손가락에 집중한다. 여유가 생기면
> 틈틈이 손가락을 바꿔가며 같은 동작을
> 반복하라.

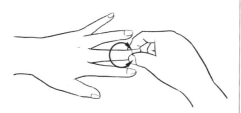

좌우 번갈아 가며
10회 반복한다.

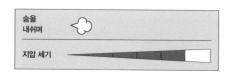

숨을
내쉬며

지압 세기

더 건강해지고 싶을 때, 더 강해지고 싶을 때 하는 손가락 요가 동작이다.

매일 짧은 시간만 투자해도 효과를 볼 수 있게 만들었다.

당신이 준비해야 할 것은 오직 잠깐의 시간뿐이다.

STEP 2

이어서 두 번째 관절을 좌우로 비튼다.

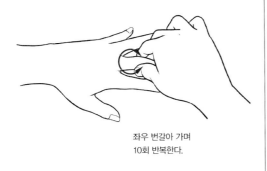

좌우 번갈아 가며
10회 반복한다.

숨을 내쉬며	
지압 세기	

STEP 3

손가락 끝을 잡고 숨을 내쉬면서 손가락
밑동의 관절을 빙빙 돌려준다. 10번 같은
방향으로 돌린 후. 반대 쪽으로도 10번 돌린다.

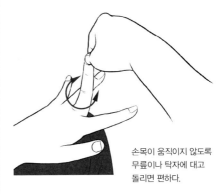

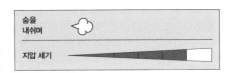

손목이 움직이지 않도록
무릎이나 탁자에 대고
돌리면 편하다.

숨을 내쉬며	
지압 세기	

STEP 4

가운뎃손가락의 등을 문지른다.

재빨리 왕복 50회
반복한다.

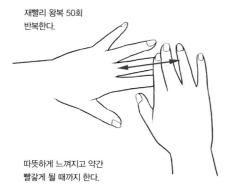

따뜻하게 느껴지고 약간
빨갛게 될 때까지 한다.

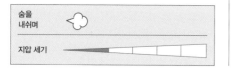

숨을 내쉬며	
지압 세기	

STEP 5

손가락 밑동을 잡고 손가락 끝으로
조금씩 이동하면서 당겨준다. 마지막에는
확 당기면서 놓는다.

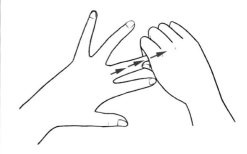

잡는 부분을 손가락 끝으로
조금씩 이동한다.

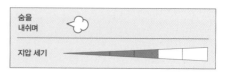

숨을 내쉬며	
지압 세기	

STEP 6

숨을 내쉬면서 손가락을 손의 중심으로 접는다.

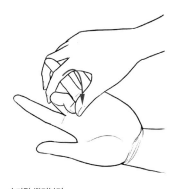

손가락 뿌리부터
확실히 접어준다.

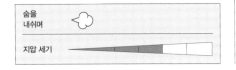

숨을
내쉬며

지압 세기

STEP 7

숨을 내쉬면서 손가락을 펴서
반대쪽으로 젖힌다.

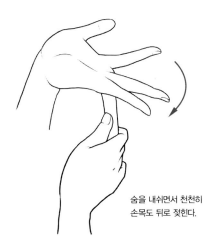

숨을 내쉬면서 천천히
손목도 뒤로 젖힌다.

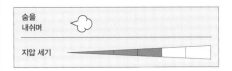

숨을
내쉬며

지압 세기

매일 하는 손가락 요가
여유 코스

준비

우선 속성 코스를 열 손가락 차례로 한다.
순서는 가운뎃손가락부터 차례로 바깥 쪽
손가락으로 진행한다.

하는 순서

좌우 모두

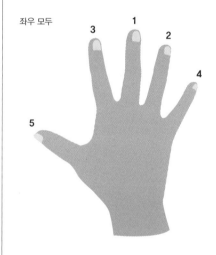

주변을 신경쓸 필요가 없고 시간 여유가 있을 때 집중해서
해야 하는 동작들이다. 기본적인 동작은 '속성 코스'와 같다.
열 손가락을 정성 들여 움직이고 마지막에 손바닥, 손목을 풀어준다.

손가락 사이를 벌린다

STEP 1

열 손가락이 끝나면 손바닥을 사용해서
손가락 사이를 벌린다.

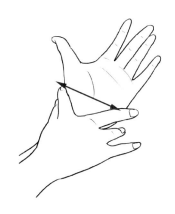

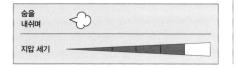

손바닥을 주무른다

STEP 1

손바닥에 9등분의 사각형을 상상하여
그림의 순서대로 주무른다.

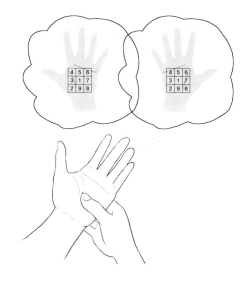

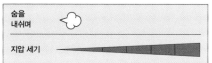

손등을 주무른다

STEP 1

손등의 뼈 사이를 손목 쪽에서
손가락 끝 쪽으로 주무르며 풀어준다.

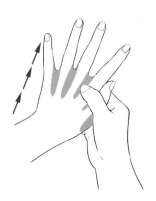

엄지손가락의 밑동은
특히 정성스레 주무른다.

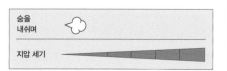

숨을
내쉬며

지압 세기

이렇게 평소에 손을 자극해서 부드럽게 해두면 전신의 기의 흐름이 좋아진다. 독을 배출하기 쉬워지기 때문에 몸의 불편함은 줄고 뇌도 활성화된다. 또 심신이 강해져서 쉽게 피곤해지지 않는다.

손목을 꺾는다

STEP 1

손목을 안쪽으로 접는다.

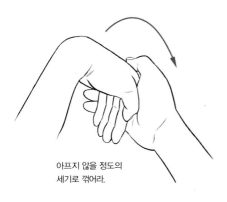

아프지 않을 정도의
세기로 꺾어라.

STEP 2

마지막으로 엄지손가락을 제외한
네 손가락을 잡고 뒤로 젖힌다.

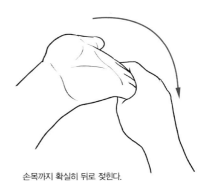

손목까지 확실히 뒤로 젖힌다.

숨을 내쉬며	☁
지압 세기	◢◤

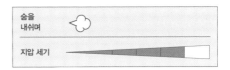

밤에
푹 자고 싶을 때

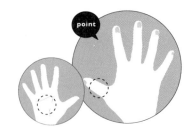

뇌의 긴장을 풀어주는 손가락 요가

STEP 1

엄지 이외의 네 손가락을 잡고 뒤로 젖힌다.
손목까지 확실히 젖힌다. 그다음 엄지
손가락을 뒤로 젖힌다.

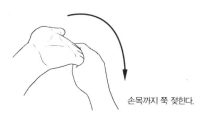

손목까지 쭉 젖힌다.

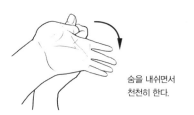

숨을 내쉬면서
천천히 한다.

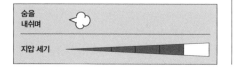

숨을
내쉬며

지압 세기

STEP 2

숨을 내쉬면서 손을 위아래 좌우로
가볍게 흔든다.

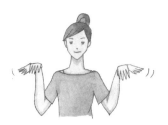

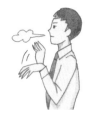

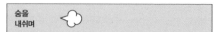

숨을
내쉬며

몸은 피곤한데 어쩐지 눈이 말똥말똥하고 잠이 오지 않을 때는 손가락 요가로 뇌의 긴장을 풀어주고 푹 쉬도록 하자. 우선 손바닥의 뭉친 부분을 풀어준다. 손바닥에 의식을 집중하여 손바닥으로 호흡한다는 생각으로 손을 쥐었다 폈다 하고 힘을 뺀다.

뇌의 긴장을 풀어주는 손가락 요가 2

STEP I

손으로 배꼽 위에 삼각형을 만들고, 배꼽으로 호흡하며 에너지를 모은다는 생각을 하며 잠든다.

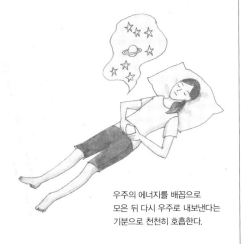

우주의 에너지를 배꼽으로 모은 뒤 다시 우주로 내보낸다는 기분으로 천천히 호흡한다.

🖐 눈이 말똥말똥하고 여러 가지 생각으로 머릿속이 복잡할 때는

1. 누운 채로 엄지손가락과 집게손가락으로 원을 만든다. (양손)

2. 다음으로 엄지손가락과 가운뎃손가락으로 원을 만들고 순서대로 약손가락, 새끼손가락으로 바꾸어가며 만든다.

3. 새끼손가락까지 가면 다음은 엄지손가락과 남은 네 손가락을 합쳐 원을 만든다.

4. 그리고 다시 집게손가락부터 반복한다.

   이 동작을 천천히 호흡하면서 계속하면 수면을 방해하는 잡념을 쫓고 편안하게 잠들 수 있다.

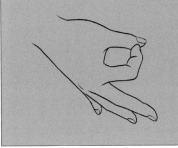

다이어트가
필요할 때

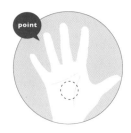

식욕을 억제하는 손가락 요가 1

STEP 1

손바닥의 중심, 배꼽에 해당하는
부분을 눌러준다.

배꼽에 해당하는 혈

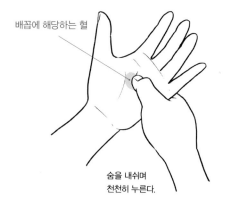

숨을 내쉬며
천천히 누른다.

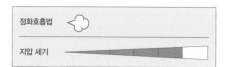

정화호흡법	
지압 세기	

과식이나 과음, 금연과 같은 욕구를 억제하는 손가락 요가.

이 동작을 하면서 자신에게 정말 필요한 것이 무엇인지,

불필요한 것에 욕심을 부리고 있던 것은 아닌지 생각해보자.

식욕을 억제하는 손가락 요가 2

STEP 1

편안한 자세로 앉아서 손바닥이
하늘을 향하도록 허벅지 위에 놓는다.

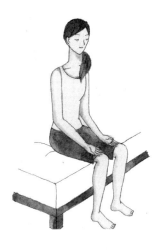

STEP 2

천천히 호흡하면서 엄지손가락과
집게손가락으로 원을 만든다. 한 호흡마다
가운뎃손가락, 약손가락, 새끼손가락 순서로
옮겨가며 원을 만든다.

마음이 가라앉고
불필요한 것에
욕심부리지 않게 된다.

한 호흡마다 순서대로
손가락을 바꾼다.

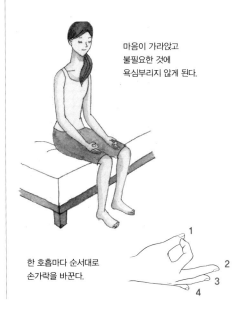

파트너와 함께 하는
힐링 요가

STEP 1

손목 풀어주기: 파트너의 손목을 가볍게 잡고
흔들흔들 흔들어 힘을 뺀다. 손을 놓으면
툭 떨어질 정도로 힘이 빠진 상태이다.

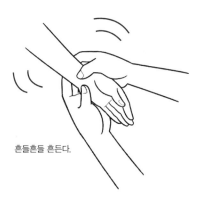

흔들흔들 흔든다.

STEP 2

손가락 집기: 파트너의 손가락을 밑둥부터
손가락 끝 쪽으로 조금씩 움직이면서
지압한다. 마지막에는 잡아 빼듯이 당기면서
놓는다. 이 동작을 3회 반복한다.

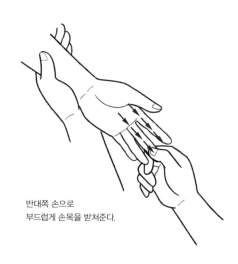

반대쪽 손으로
부드럽게 손목을 받쳐준다.

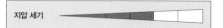

지압 세기

파트너와 함께 하는 손가락 요가를 소개한다.

온몸에 긴장을 풀고 편안한 마음으로 상대방에게 손을 맡겨라.

한 사람은 바닥에 눕고 다른 한 사람은 누운 사람 옆에 앉아서

가까운 쪽의 손을 잡는다.

STEP 3

손바닥 펴기: 귤 껍질 까듯이 파트너의
손바닥을 중심을 엄지손가락으로 누르고
조금씩 바깥쪽으로 펼친다.

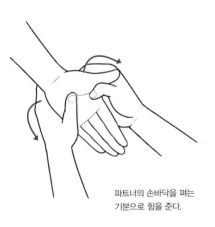

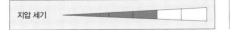

파트너의 손바닥을 펴는
기분으로 힘을 준다.

STEP 4

손바닥 뒤로 꺾기: 파트너의 손을 바닥에
두고 양손으로 잡고 손바닥 전체를 5초
정도 바깥쪽으로 꺾어준다.

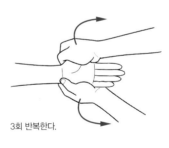

3회 반복한다.

지압 세기	

지압 세기	

STEP 5

손바닥 지압: 파트너의 손바닥을 9등분으로
나누어 생각하고 중앙부터 그림의 순서대로
눌러준다. 한 바퀴 돌아간 다음 아팠던
부분을 물어보고 그곳을 중점적으로
지압한다.

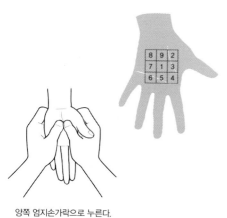

양쪽 엄지손가락으로 누른다.

지압 세기

STEP 6

손등 펴기: 파트너의 손등을 잡고
뼈 사이를 벌리듯이 바깥쪽으로
조금씩 벌린다.

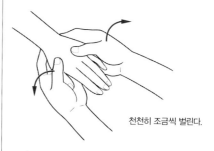

천천히 조금씩 벌린다.

지압 세기

98

STEP 7

손등 지압: 파트너의 손등 뼈 사이를 지압한다. 손목에서 손 끝으로 누르는 위치를 조금씩 이동한다. 끝난 후 아팠던 부분을 물어보고 그곳을 중점적으로 지압한다.

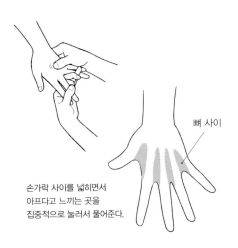

뼈 사이

손가락 사이를 넓히면서 아프다고 느끼는 곳을 집중적으로 눌러서 풀어준다.

지압 세기	

STEP 8

눌러 펴기, 눌러 늘이기: 파트너의 손바닥을 위를 향하게 바닥이나 매트 위에 놓는다. 그 위로 양손을 사용해 힘껏 누르고, 숨을 내쉬면서 벌려준다. 다음으로 손목 쪽에서 손끝으로 누르면서 늘려준다.

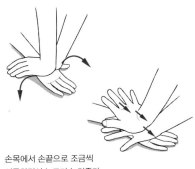

손목에서 손끝으로 조금씩 이동하면서 누르며 늘려준다.

지압 세기	

이상의 10가지 동작을 양손 2세트 반복한다. 전부 다 하는데
15분 정도 걸린다. 상대방에게 아픈 곳을 물어보면서 하면 더 좋다.
상대방을 소중히 여기는 마음이 전해지도록 정성을 다하자.

STEP 9

압박: 파트너의 손을 양손으로 잡고 5초
동안 꽉 쥔다. 다음 3초 동안 느슨하게
풀어준다. 이 동작을 5회 반복한다.

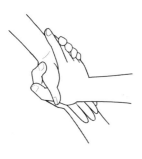

5초 잡고, 3초 풀어주는 것을
5회 반복한다.

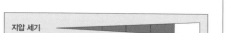

지압 세기

STEP 10

감싸기: 파트너의 손을 양손으로 부드럽게
감싼다. 감쌀 때 '상대방이 건강하고,
행복하도록' 이라고 마음 속으로 3번
이야기한다.

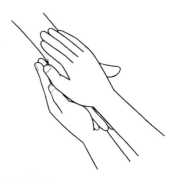

상대방의 손바닥 중앙과
자신의 손바닥 중앙이 겹치도록 잡는다.

지압 세기

요가 이해하기
삼밀(三密)

불교용어 중에 삼밀이라는 말이 있다. 신(身), 구(口), 의(意)의 세 가지 부처의
업을 나타낸다. 요가에서도 신, 구, 의의 조화를 도모한다. 심신의 조화란
다음과 같다.

· 조신(調身)=통일체(統一體)
· 조심(調心)=통일심(統一心)
· 조식(調息)=조화식(調和息)

육체를 움직일 때는 아무 생각 없이 하지 말고 '지금 몸을 이렇게
움직이고 있구나'라고 몸의 움직임에 의식을 집중한다. 그리고 호흡에 맞춰
움직인다. 처음에는 호흡과 동작이 잘 맞지 않더라도, 의식을 집중하면 곧
익숙해질 것이다.
손가락 요가도 마찬가지다. 처음에는 손가락의 동작에만 정신을 뺏기기
쉽지만 익숙해지면 움직임에 집중하게 되고 호흡도 맞아간다. 반대로
의식적으로 호흡을 맞추면 손가락 요가의 동작도 잘 할 수 있게 된다.

4장

전신 요가
기본자세

주의사항

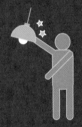

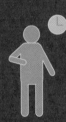

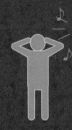

1 안전한 장소에서 하고
무리하지 않는다.

2 식후 1시간
이후에 한다.

3 조용한 환경에서 긴장을
풀고 편안하게 한다.

4 호흡을
의식하면서 한다.

전신 요가를 어려워하는 사람들 중에는 몸이 뻣뻣한 사람이 많다. 흔히 뻣뻣한 몸을
타고났다고 생각하는데 그렇지 않다. 뼈와 근육이 통증으로 몹시 아팠던 기억을
뇌가 저장하고 있기 때문에 유연한 동작을 거부하는 것이다. 이런 사람들도 손가락 요가로
뇌에 자극을 주면 통증에 대한 공포가 사그라지면서 조금씩 동작을 따라할 수 있게 된다.
손가락 요가를 하면 전신 요가가 전보다 훨씬 가까워질 것이다.

몸의 중심을 잡아주는
고양이 자세

준비

바닥에 무릎을 꿇고 어깨너비로 벌리고, 양손은
상체와 다리의 각이 90도가 되게끔 바닥을
짚어준다. 양손의 간격도 어깨너비로 벌리고
등을 곧게 편다. 이때 손 끝은 정면을 향한다.

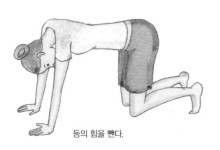

등의 힘을 뺀다.

STEP 1

코로 숨을 크게 들이쉰 뒤, 내쉬면서 등을
둥글게 말고 머리를 양손 사이로 넣는다.

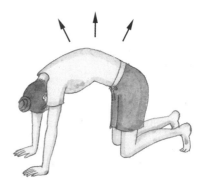

숨을 멈추고 8초간 자세를 유지한 뒤,
들이쉬면서 원래 자세로 돌아온다.

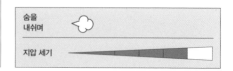

숨을
내쉬며

지압 세기

104

고양이처럼 등을 말거나 젖히는 기본 동작이다.

허리와 등 근육을 자극하고 요추와 척추기립근을 강화시킨다.

바닥을 짚은 손의 방향을 바꾸며 반복한다.

STEP 2

다음으로 숨을 내쉬면서 복부에 힘을 준다.
고개를 젖히고 등을 아래로 만다. 숨을 멈추고
8초간 자세를 유지한 뒤 들이쉬며 원래 자세로
돌아온다. 고양이가 기지개를 편다고 생각한다.

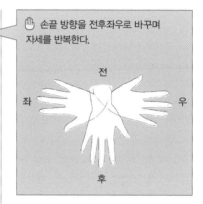

손끝 방향을 전후좌우로 바꾸며
자세를 반복한다.

전

좌 · · · · · 우

후

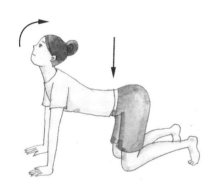

손끝의 방향을 바꾸고
동작을 반복한다.

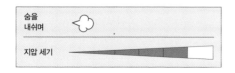

숨을
내쉬며

지압 세기

아무것도 하지 않는 사바사나 자세

STEP I

천장을 보고 눕는다. 손은 몸 옆에 손바닥을 하늘로 향하게 놓고 힘을 뺀다. 그러면 자연스럽게 손가락이 안으로 굽는다. 눈을 감고 다리, 가슴, 팔, 얼굴, 머리 순서로 천천히 힘을 뺀다. 3분간 편안하게 호흡한다.

인간이 가장 편안함을 느끼는 자세로, 송장자세라고도 부른다. 머릿속을 비우고 움직이지 않는 연습이라고 생각하면서 자세를 취해보자. 누워서 아무것도 하지 않고 가만히 숨만 쉬면서, 처음에는 의식적으로 숨을 내쉴 때 배가 푹 꺼지도록 연습한다. 동작에 익숙해지면 호흡을 의식하지 않아도 자연히 그렇게 된다.

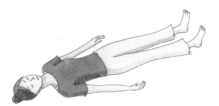

5장

효과를 극대화 하기

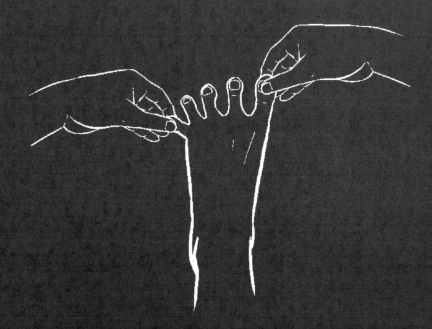

발가락으로 하는 요가 | 네 가지 호흡법 | 생활 속 요가 수행법 | 하루를 마무리하는 명상

발가락을
단련하자

발가락 요가 기본 동작 1

STEP 1

맨발로 앉아서 한 손으로 한쪽 발목을
잡는다. 다른 손으로 엄지발가락을 잡고 열
번 돌린 후 잡아당긴다.

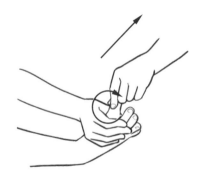

 숨을 내쉬며

STEP 2

나머지 발가락도 순서대로 한 발가락씩
잡고 열 번씩 돌리고 당겨준다.

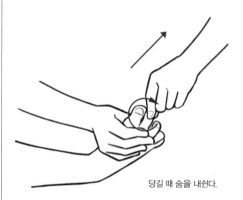

당길 때 숨을 내쉰다.

 숨을 내쉬며

발 또한 손처럼 온몸과 연결되기 때문에 마음먹으면 발가락 요가도
가능하고 효과도 크다. 발가락 요가의 핵심도 자극과 이완이다. 발가락을
단련시켜 몸을 튼튼히 지탱할 수 있게 되면 상반신의 긴장을 풀리고
편해진다. 상허하실 상태가 되는 것이다.

발가락 요가 기본 동작 2

STEP 1

가위바위보의 보를 낼 때처럼 발가락의
사이를 쫙 벌린다. 벌릴 때 숨을 내쉰다.

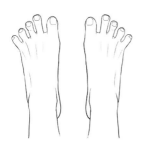

숨을 내쉬면서
발가락 사이를 벌린다.

STEP 2

손을 사용해서 더 벌린다.

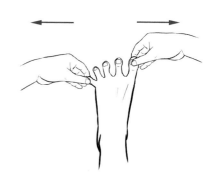

| 숨을 내쉬며 | 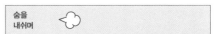 |

발가락 요가 기본 동작 3

STEP 1

양손으로 발가락을 잡고 각 발가락 사이를
앞뒤로 벌린다.

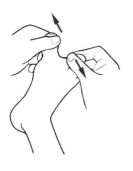

숨을
내쉬며

STEP 2

양손으로 발가락을 잡고 발가락 사이를
좌우로 벌린다.

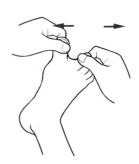

양발, 열 발가락을
골고루 자극한다.

숨을
내쉬며

발목 스트레칭

STEP I

한쪽 손으로 발목을, 반대 손으로 발 끝을
잡고 발목을 돌린다.

손가락이 뻣뻣한 사람은 발가락도 뻣뻣한
경우가 많다. 발가락을 넓게 벌릴 수 있으면
신기하게도 손가락도 넓게 벌릴 수 있다.
단, 아플 때까지 억지로 할 필요는 없다.

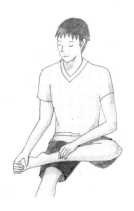

숨을
내쉬며

손가락 요가의 효과를 높이는 4가지 호흡법

요가를 할 때 호흡법도 맞춰서 하는 것이 효과적이다. 기본적으로는 호흡만으로도 요가와 비슷한 효과를 낼 수 있다. 지금부터 모든 자세의 기본이 되는 복식 호흡과 상황별로 달라지는 4가지 호흡법을 소개한다.

기본 복식호흡

횡격막을 위아래로 움직이는 호흡법이다. 천천히 숨을 들이마시며 복부를 최대한 내밀고 내쉬며 들이밀기를 반복한다.

STEP I

입으로 천천히 숨을 내쉰다.

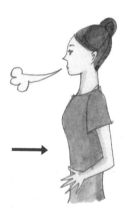

STEP I

이번에는 코로 천천히 공기를 들이쉰다.

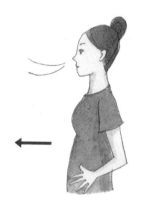

정화호흡법

몸 속에 쌓인 노폐물이나 피로, 통증 등을
밖으로 내보내고 활력을 되찾을 수 있는
호흡법이다. 순서를 머릿속에 그릴 수 있으면
더 효과적이다.

STEP 1

정좌하여 등을 곧게 편다. 의자에 앉은
경우에는 자세를 바르게 한다. 코로 숨을
들이쉰 다음, 에너지를 전신에 보내기 위해서
숨을 멈춘다. 이때 '세포가 건강해진다'고
상상한다.

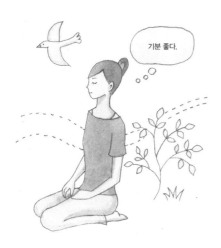

기분 좋은 생각을 하면서 들이마신
숨을 몸 속에 잠시 담아둔다.

STEP 2

입을 내밀고 '쉬'라고 소리를 내며
세 번으로 나누어 숨을 내쉰다.

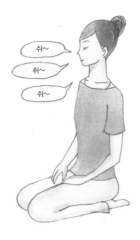

소리를 내면서 입 밖으로
나쁜 기운(피곤함이나 고통)을
내보낸다고 생각하라.

풀무호흡법

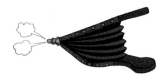

STEP 1

정좌하여 등을 곧게 편다. 의자에 앉은
경우에는 자세를 바르게 한다.

STEP 2

천천히 코로 숨을 쉬며 들이마실 때
배가 나오고 내쉴 때 배가 들어가는 것을
느껴본다.

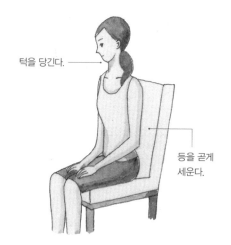

턱을 당긴다.

등을 곧게
세운다.

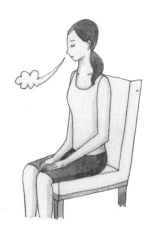

생활에 활력을 불어넣고 의욕적으로 바꾸는 데 효과가 좋은 호흡법이다.
피곤하거나 의욕이 없을 때는 이 호흡법을 하는 것만으로도 활력이 생긴다.
풀무는 대장간에서 공기를 불어넣을 때 사용하는 도구로, 호흡의 리듬감이
풀무질을 할 때의 공기의 흐름과 닮아서 이런 이름을 붙였다.

STEP 3

입을 다문 상태로 혀를 입천장에 붙이고 1초에
2~3회 숨을 들이마시고 내쉰다. 10초간
호흡을 반복하며, 마지막 숨은 최대한 깊이
들이마시고 잠시 멈추었다가 천천히 내쉰다.

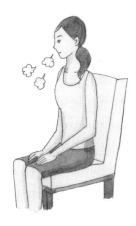

호흡에 맞추어 배가 부풀거나
푹 들어가는 것을 의식한다.

단전호흡법

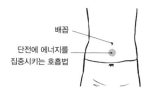

배꼽

단전에 에너지를
집중시키는 호흡법

단전: 배꼽에서 주먹 하나 아래

STEP 1

정좌하여 등을 곧게 편다. 의자에 앉은
경우에는 자세를 바르게 한다. 일단 숨을
전부 내쉬고 상반신을 앞으로 약간 기울인다.

숨을 내쉬며 상체를
약간 기울인다.

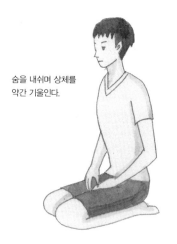

숨을 전부 내쉰다고 생각한다.

STEP 2

들이마시는 숨: 복식호흡으로 배가 부풀도록
숨을 들이마신다. 위가 부풀면 단전으로
충분히 에너지가 모이지 않기 때문에 가능한
한 아랫배가 부풀도록 신경 쓴다. 숨을 계속
들이마시면 가슴이 벌어지고 하복부가
팽창한다. 80%정도 들이마셨을 때 코로 조금
숨을 내쉬고 가슴에 힘을 뺀다.

가슴이 펴지고
배가 쑥 들어간다.

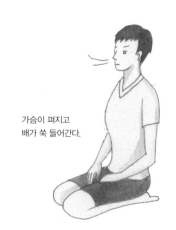

단전에 에너지를 모아 전신의 균형을 맞추고
이상적인 상허하실 상태에 도달하기 위한 호흡법이다.
집중력이 높아지고 침착해진다.

STEP 3

멈추는 숨: 들이마신 숨을 멈추고 배로
밀어 넣듯이 항문을 조인다. 그러면 아랫배가
고무공처럼 부푼다. 단전에 에너지가 모이고
따뜻해진다는 상상을 하자.

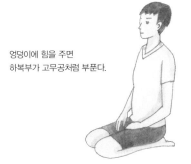

엉덩이에 힘을 주면
하복부가 고무공처럼 부푼다.

👋 들이마시는 숨 : 멈추는 숨 : 내쉬는 숨의
시간 비율은 1:1:1에서 시작한다. 우선 이 비율을
1:2:2 (예를 들어 들이마시는 숨 6초, 멈추는 숨
12초, 내쉬는 숨 12초)로 늘리는 것을 목표로
하자. 익숙해지면 들이마시는 시간 대 멈추는
시간을 1:4 비율로 늘린다.

STEP 4

내쉬는 숨: '기를 배에 넣고', '항문과 아랫배를
조이는' 역학관계의 균형을 맞추며 숨을 내쉰다.
숨을 계속 내쉬면 아랫배가 푹 들어간다.
90%정도 내쉬었을 때 잠시 멈춘다.

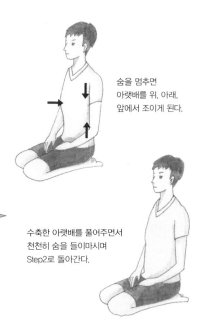

숨을 멈추면
아랫배를 위, 아래,
앞에서 조이게 된다.

수축한 아랫배를 풀어주면서
천천히 숨을 들이마시며
Step2로 돌아간다.

완전호흡법

STEP 1

정좌하여 등을 곧게 편다. 의자에 앉은
경우에는 자세를 바르게 한다. 손바닥이
하늘을 향하도록 가볍게 허벅지 위에 올리고
복부를 당기면서 폐에 남은 숨을 전부
내쉰다는 생각으로 천천히 숨을 모두 내뱉는다.

STEP 2

배에 힘을 빼면 의식하지 않아도 복부가
부풀면서 자연스럽게 코로 공기가 들어간다.
늑골이 전후좌우로 넓어진다는 생각으로,
가슴을 더 들어올려 쇄골 아래까지 숨을
채운다는 기분으로 들이마신다. 이렇게 하면
폐 전체에 공기를 채울 수 있다.

가슴을 들어올리듯이
숨을 들이마신다.

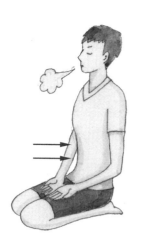

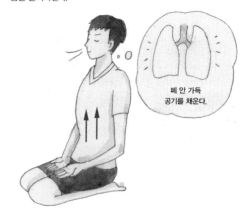

폐 안 가득
공기를 채운다.

상반신 전체를 사용하여 한다. 가장 어려운 호흡법이지만
몸의 활기를 찾고 신체나 뇌의 피로를 없애는 데 탁월한 효과가 있다.
매일 계속하면 심신이 강해지고 몸 상태가 좋아지는 걸 확인할 수 있다.

STEP 3

조금만 숨을 내쉬어 가슴의 긴장을 풀어준다.
그러면 횡격막이 내려가면서 복부가 부푼다.
이때 항문에 힘을 줘서 몸 속에 있는 숨을 배로
밀어 넣고 숨을 멈춘다.

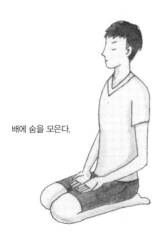

배에 숨을 모은다.

STEP 4

숨이 한번에 나가지 않도록 주의하며
같은 양의 숨을 길게 내쉰다. 나오지 않을
때까지 짜내면서 내쉰다.

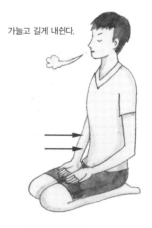

가늘고 길게 내쉰다.

다 내쉬었을 때 배에
힘을 풀고 등을 곧게 펴면
자연히 숨을 들이마시게 된다.

생활 속 요가 수행법

요가라고 하면, 고행이나 금욕 등을 떠올리는 사람이 많다. 물론 요가는 단순한
체조와 달리 기계적인 동작과 기술로는 그 원리를 깨닫기 어렵다. 하지만
일상생활을 송두리째 바꾸지 않아도 요가가 주는 여유와 풍요를 누릴 수 있다.
요가는 자신의 내면에서 나오는 기운을 끌어내는 것이다. 아주 사소한 생활
방식을 바꿔보는 것만으로도 요가를 내면화할 수 있다.

의식을 조절하라

일상생활에서 끊임없이 '의식'을 조절하는 연습이 필요하다. 원칙을 내세우면
어렵고 그 말이 피부에 와닿지 않을 것이다. 예를 들어 계단을 올라갈 때 '아
계단이다. 힘들어'라고 생각하기보다, '누군가가 등을 밀어주고 있어'라든지
'지금 계단을 내려가고 있다'고 상상해보자. 그러면 한결 가뿐하게 계단을 오를
수 있다. 이렇게 마음가짐에 따라 현실에 대한 감각이 달라진다. 평소에 연습을
해두면 곤란한 일이 생겨도 좌절하지 않고 이겨낼 수 있는 몸과 마음을 갖게 될
것이다.

몸을 움직일 때 동작 하나하나를 의식해보자. 무의식적으로 멍하니 움직이는
것이 아니라 그 동작을 취할 때 움직이는 관절과 근육 하나하나를 머릿속에
그려보는 것이다. 그러면 좋은 움직임이 무엇인지, 그리고 그렇게 움직일 때의
동작과 정신과 호흡이 어떻게 통일되는지 이해할 수 있다.

에너지를 만드는 좋은 식사

요가를 할 때 어울리는 식사법에 대해 궁금해 하는 사람들이 많다. 하지만
그런 것은 없다. 갑자기 채식주의자가 될 필요도 없다. 평소에 먹던 것을 그대로
먹으면 된다. 다만 음식을 먹을 때 아무 생각 없이 먹지 말고, 바른 자세로
잘 씹고 맛을 느끼며 감사하는 마음으로 먹으면 된다. 이렇게 하면 같은 것을
먹어도 더 많은 영양을 섭취할 수 있다. 자신에게 필요없는 것이나 많은 양을
탐하는 일도 없어지게 된다.

또 좋지 않은 자세로 음식을 먹으면 호흡이 방해를 받는다. 호흡이 잘
이루어지지 않으면 효율적으로 산소가 들어오지 않기 때문에 영양을 잘 섭취할
수 없다. 이 말은 식사에만 국한되지 않는다. 좋은 자세는 언제나 중요하다.

좋은 자세로 생활하라

여기서 말하는 좋은 자세란 어깨, 목, 팔의 힘을 빼는 것이다. '좋은 자세'를
잡아보라고 하면 어깨에 힘이 들어가는 사람이 많은데, 사실은 정반대이다.
어깨와 목, 팔의 힘을 탁 빼야 배 아래쪽으로 힘이 들어가 자연히 좋은 자세가
된다. 하반신으로 힘이 모이면 앞에서 이야기한 상허하실과 마찬가지로
자연체가 된다.

무엇보다 동작과 정신과 호흡, 세 요소를 의식적으로 통일하라. 그러면 '기'의 흐름이 원활해지고 요가의 효과도 높아진다. 결과적으로 몸도 마음도 쉽게 피곤해지지 않는다. 요가를 할 때 눈에 보이는 자세에 주목하기 쉽지만, 좋은 자세를 잡고 의식을 조절하는 것이 실제로는 더 중요하다.

가장 이상적인 방법은 일생생활에 요가의 가르침을 응용하여 실천하는 것이다. 무리해서 자신의 생활을 바꿀 필요는 없다. 마음가짐만 달라져도 하루하루 몸 상태가 눈에 띄게 좋아지는 것을 느낄 수 있다.

하루를 마무리하는 명상

요가에서는 명상이 중요하다. '요가는 명상이다'라고 말할 수 있을 정도다. 손가락 요가를 통해 요가에 흥미를 느꼈다면, 그 다음으로 명상을 시작해볼 것을 추천한다. 잠자리에 들기 전 5분이면 충분하다. 눈을 감고 자신의 몸이 내는 소리에 집중해보라. 이 간단한 실천이 하루 종일 뻣뻣하게 굳어 있던 몸과 마음에 여유를 선물할 것이다.

명상의 자세

몸의 긴장을 풀고 정좌한다. 골반을 세운다고 생각하고 귀와 어깨가 일직선이
되도록 한다. 손은 힘을 빼고 손바닥이 위를 향하도록 허벅지에 가볍게
올리거나 엄지손가락과 집게손가락으로 원을 만든다.
눈은 감아도 되고 떠도 상관 없다. 집중이 더 잘되는 쪽을 선택하면 된다.

호흡

기본은 복식호흡이다. 처음에는 입으로 숨을 내쉬며 나쁜 기운을 내보내고,
이어서 코로 숨을 들이마시고 내쉰다. 처음에만 호흡을 의식하고 이후에는
입을 다물고 자연스럽게 코로 호흡한다.

명상을 시작한다

의식을 몸 속으로 집중한다. 조용히 숨을 쉬고 있는 자신을 의식한다. 마음이
어수선하고 진정되지 않더라도 가만히 바라본다는 생각으로 지켜본다.
그러는 사이에 마음이 진정되고 자신에게 집중하게 될 것이다.
우선 긴장을 풀고 여유를 갖는다는 생각으로 시작해보자. 누운 자세로
명상을 하고 그대로 잠드는 것도 좋다. 매일매일이 바쁘겠지만, 마음을
가라앉히고 평온한 시간을 갖는 습관을 들이면 몸과 마음이 건강해진다.

마치며

애초에 손가락 요가는 몸을 움직이기 어려운 사람을 위해 고안한
운동법이었다. 그런데 바쁜 사람, 매사가 귀찮고 기력이 없는 사람, 자신의
능력을 발휘하지 못해 힘들어 하는 많은 평범한 사람들에게도 무척 좋은
운동이라는 것을 알게 됐다. 요가를 낯설고 어렵게 느끼던 사람들이 쉽고
재미 있게 빠져들었다는 인사를 듣기도 했다.
손가락 요가는 손가락을 뒤로 젖히거나 돌리는 매우 간단한 동작들이다.
손가락을 자극하여 기의 흐름을 원활히 하고 전신의 힘을 키우는 것이
목적이라 특별히 어려운 동작은 필요하지 않다.
손가락 요가를 통해 몸과 정신을 정화하고 기의 흐름을 방해하는 것을
없애면 건강과 활력을 되찾게 될 것이다.
손가락 요가의 자극은 뇌를 활성화시킨다. 그러면 평상시보다 뇌의
사고회로가 늘어난다. 예를 들어 어디론가 떠날 때 버스만 고집하던 사람에게
자가용과, 기차, 비행기, 배, 자전거, 달리기 등 다양한 이동수단이 생긴
것과 같다. 이동수단이 풍성해지면 여유가 생겨 단순히 이동만을 생각하는

데 그치지 않고 주변 풍경과 즐길거리, 먹거리 등도 생각하게 된다. 손가락 요가가 뇌를 자극하는 방식도 이와 같다. 손가락 요가를 통해 여러 가지 방법으로 뇌를 자극하면 그 동안 몰랐던 즐거움을 만나게 될 것이다.

이 책으로 손가락 요가에 흥미를 느끼고, 손가락 요가를 통해 건강과 풍요로운 인생을 되찾는 사람들이 늘어나기를 바란다.

다츠무라 오사무

속는 셈치고 한번 시작해보자

건강하게 오래 살고 싶은 욕망은 인간의 근원적인 욕망이다. 그 결과 우리
주변에는 건강에 관한 책과 상식들이 흘러넘친다. 그 가운데 요가는 여성들
사이에서 꽤나 대중적인 운동으로 자리잡았다. 다츠무라 오사무는 지금까지
요가의 대중화에 앞장서며 '다츠무라식 건강법'을 알려왔다. 그의 대표작
『50가지 증상별 손가락 요가』가 마침내 한국 독자들을 찾아왔다.
책에는 저자의 경험을 바탕으로 손가락 요가가 탄생하게 된 배경, 손가락
요가와 다른 손 지압법의 차이점 등이 소개된다. 그리고 일관된 원칙을
가지고 증상별로 바로 따라해볼 수 있는 손가락 요가 동작을 설명한다. 처음
이 책을 받았을 때는 간단한 동작들이 '과연 효과가 있을까'라는 생각이
들기도 했다. 하지만 주변을 둘러보니, 나를 포함한 수많은 사람들은 이렇게
간단한 동작을 할 여유도 없이 살고 있었다.
이 책은 바쁘다는 이유로 운동과 담을 쌓고 있던 사람들, 혹은 일상의
스트레스에 매몰되어 운동의 필요성조차 느끼지 못하는 사람들에게 손가락
요가를 소개한다.
간단하기 때문에 바로 시작할 수 있다. 오래 걸리지도 않고 장소도 구애 받지
않는다. 손이 몸의 각 부위와 연결되어 있는 것을 생각하며 몸에 익혀두면
분명히 유용할 것이다. 무엇보다 이 간단한 동작을 하는 동안, 아주 잠시라도
자신을 돌아보고 안정과 휴식을 취할 수 있는 시간을 갖게 된다.

지은이의 말처럼 요가는 명상 그 자체이다. 요가의 자세 및 동작을 따라
하면 호흡이 안정되고 요가 자체에 집중하게 된다. 어려운 동작을 얼마나
할 수 있는지는 중요하지 않다. 요가를 하는 동안 온전히 자신에게
집중하는 것이 중요하다. 바로 그 점에서 손가락 요가로 전신 요가의
효과를 똑같이 누릴 수 있다.
이 책을 번역하면서 틈틈이 책에 나온 동작들을 따라했다. 그 동안 자주
사용했던 만큼 잘 움직일 것이라고 생각했던 손이 생각처럼 움직이지 않는
상황에 놀랐다. 새로운 자극이었고, 내 몸의 상태를 알 수 있었다. 점차
동작에 집중하게 되었고, 호흡법도 따라하기 시작했다. 이 일을 바탕으로
내 몸이 하는 이야기를 듣는 여유를 가질 수 있게 되길 바란다.
나의 삶의 원동력이 되어주는 아버지, 어머니께 감사의 마음을 전하고 싶다.

2014년 7월
박은지

바로
효과가 나타나는
손가락 요가

잘라서 어디든 붙여놓고
습관을 만들자!

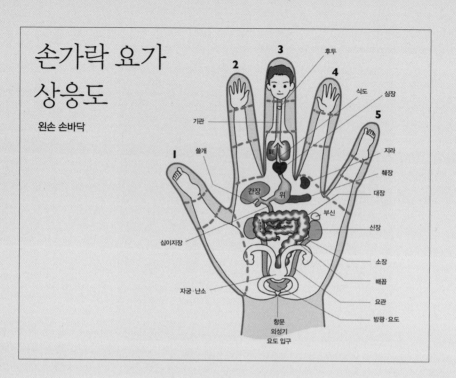

손가락 요가
상응도

왼손 손바닥

3
2
후두
4
식도
심장
5
기관
지라
쓸개
췌장
1
간장
위
대장
부신
신장
십이지장
소장
배꼽
요관
자궁·난소
방광·요도
항문
외성기
요도 입구

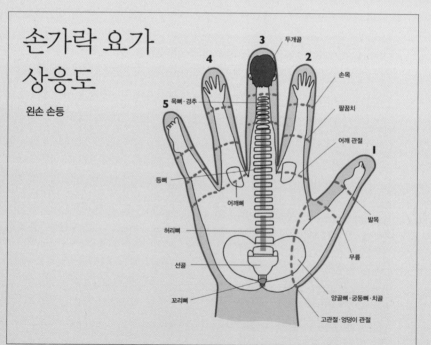

손가락 요가
상응도

왼손 손등

3
두개골
4
2
손목
5
목뼈·경추
팔꿈치
어깨 관절
1
등뼈
발목
어깨뼈
허리뼈
무릎
선골
양골뼈·궁둥뼈·치골
꼬리뼈
고관절·엉덩이 관절

밤샘으로
수면 부족일 때

STEP 1
가운뎃손가락 등을 문질러 자극한다.
이어서 엄지와 새끼손가락을 문지른다.

STEP 2
양손의 손가락을 맞춘 채로 서로 밀며 뒤로
젖힌다. 동시에 손가락의 사이를 벌린다.

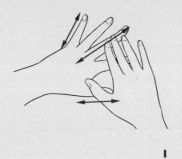

1

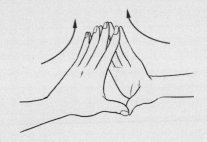

2

어깨가
딱딱하게
뭉치고 아플 때

STEP 1
집게손가락의 밑동을 반대 손의 엄지손가락으로
꾹꾹 눌러 주무른다. 약손가락도 반복한다.

STEP 2
집게손가락, 가운뎃손가락, 약손가락을
한 손가락씩 뒤로 젖힌다.

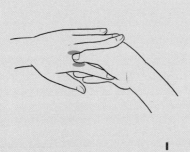

1

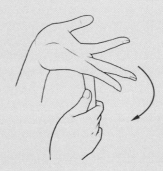

2

목이 뻐근하고 통증이 느껴질 때

STEP 1
가운뎃손가락의 두 번째 마디를 잡고 비틀듯이 돌려서 풀어준다.

STEP 2
같은 부분을 반대 손의 엄지손가락으로 문질러준다.

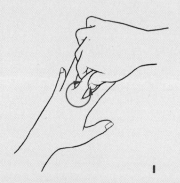
1

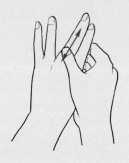
2

허리가 딱딱하게 굳고 아플 때

STEP 1
가운뎃손가락과 연결된 손등 중심에 있는 뼈가 등뼈에 해당한다. 그 양쪽을 엄지손가락으로 누른다.

STEP 2
옆구리가 아플 경우 엄지손가락의 밑동과 새끼손가락 밑동의 바깥쪽을 누른다.

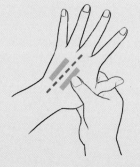
1

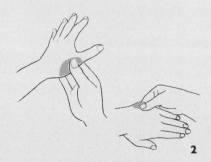
2

소화가
잘 되지 않을 때

STEP 1
손바닥의 중앙이 배꼽이다. 배꼽을 중심으로
새끼손가락 쪽으로 조금씩 옮기며 날숨에
맞춰 누른다

STEP 2
위와 장 모두를 다스리고 싶으면 손바닥을
골고루 지압한다. 기분이 좋고 편안하다고
느껴지는 부분을 숨을 내쉬면서 누른다.

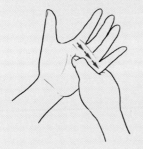

1

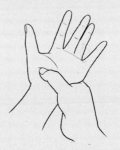

2

배탈이나 설사로
고생할 때

STEP 1
손바닥에 그림과 같이 9등분한 사각형과
번호를 상상한다.

STEP 2
1부터 9까지 그림 순서대로
반대쪽 엄지손가락으로 누른다.

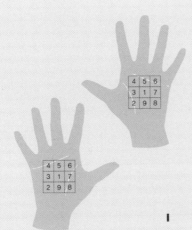

1

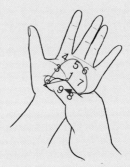

2

눈이 충혈되고
피곤할 때

STEP 1
가운뎃손가락의 양 옆을 눌러서 자극하거나
잡고 돌린다.

STEP 2
가운뎃손가락 지문의 중앙을
손톱으로 누른다.

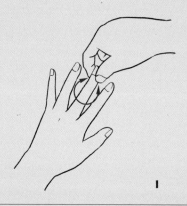

1

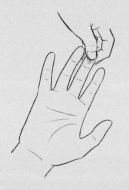

2

하체를
괴롭히는
냉증과 부종

STEP 1
가운뎃손가락의 등을 문지른다. 이어서 다리에
해당하는 엄지와 새끼손가락을 문질러준다.

STEP 2
손바닥을 서로 비빈다.

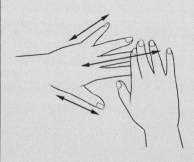

1

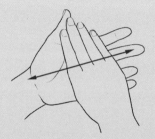

2

출산이 가까워졌을 때

STEP 1
숨을 내쉬면서 손바닥을 비벼
따뜻하게 한다.

STEP 2
손바닥의 엄지손가락 밑동에 튀어나와 있는
뼈를 꾹꾹 누른다.

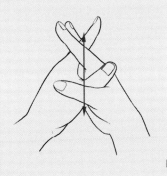

1

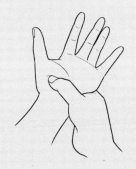

2

분만 중에 진통이 찾아왔을 때

STEP 1
손바닥에서 허벅지의 뿌리인 서혜부에 해당하는
부분을 강한 힘으로 누른다. 그런 다음 꼬리뼈와
항문 사이에 해당하는 부분을 누르거나 문질러서
풀어준다.

STEP 2
가운뎃손가락 첫 번째 관절을 문질러 자극한다.

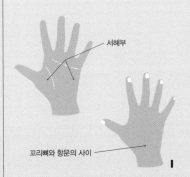

서혜부

꼬리뼈와 항문의 사이

1

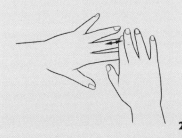

2

중요한 일을 앞두고 긴장될 때

STEP 1
가운뎃손가락의 등을 문지른다.
그런 다음 엄지와 새끼손가락을 문지른다.

STEP 2
숨을 내쉬며 손바닥의 단전 혈을
왼손 오른손 바꿔가며 누른다.

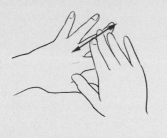

1

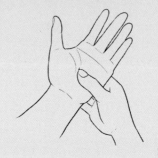

2

초조함이 진정되지 않을 때

STEP 1
숨을 깊이 들이마시고 내쉬면서 손바닥의 중심,
배꼽 혈을 6~8초 동안 누른다.

STEP 2
같은 방법으로 숨을 깊이 들이쉬고 내쉬면서
단전 혈을 누른다.

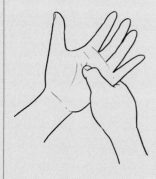

1

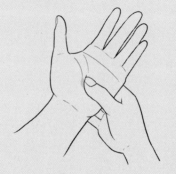

2

화를 참기
어려울 때

STEP 1
손등을 쓰다듬으면서 마음을 진정시킨다.

STEP 2
손가락 사이를 주물러서 뻣뻣하게 굳은 손을
풀어준다.

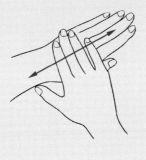

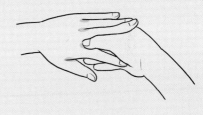

1

2

하기 싫은
일을
해야 할 때

STEP 1
손바닥을 전체적으로 주무른다.

STEP 2
단전 혈을 자극하면 배에 힘이 모인다.
풀무호흡을 같이하면 몸 속에 힘이 돌아오는
것을 느낄 수 있다.

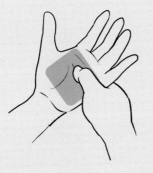

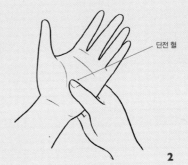

단전 혈

1

2

새로운
아이디어가
필요할 때

STEP 1
그림과 같이 오른손은 손가락 두 개를 펴고
왼손은 세 개를 편다.

STEP 2
'하나 둘' 구령에 맞춰 동시에 좌우를 바꾼다.

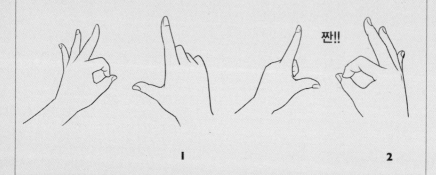

짠!!

1

2

집중력을
높이는
손가락 요가

STEP 1
손을 꽃봉오리 모양으로 합장한다.

STEP 2
양손으로 서로 누르듯이 손가락을 쫙 펼친다.

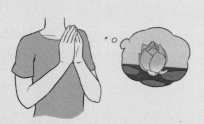

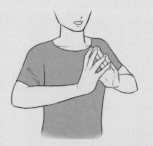

1

2

다이어트가 필요할 때

STEP 1
손바닥의 중심, 배꼽에 해당하는
부분을 눌러준다.

STEP 2
편안한 자세로 앉아서 손을 허벅지 위에 올리고
손가락으로 원을 만들며 천천히 호흡한다.

배꼽에 해당하는 혈

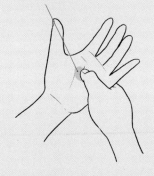

1

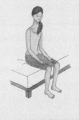

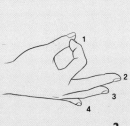

2

밤에 푹 자고 싶을 때

STEP 1
엄지 이외의 네 손가락을 잡고 뒤로 젖힌다.
손목까지 확실히 젖힌다. 그다음 엄지 손가락을
뒤로 젖힌다.

STEP 2
숨을 내쉬면서 손을 위아래 좌우로
가볍게 흔든다.

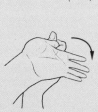

1

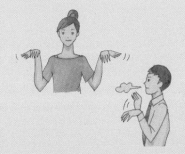

2

아무 의욕도 생기지 않을 때

STEP 1
바닥에서 뒹굴면서 해도 좋다.
풀무호흡(116쪽)을 하면서 어깨나 등을
조금씩 크게 움직여보자. 몸에 점점 에너지가
차오르는 것이 느낄 수 있다.

STEP 2
엄지손가락을 제외한 네 손가락을 잡고
뒤로 젖힌다.

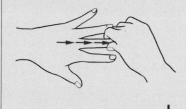

1

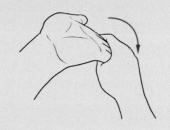

2

지독한 숙취로 컨디션이 엉망일 때

STEP 1
가운뎃손가락 손톱의 양쪽을 잡고
첫 번째 관절을 돌린다

STEP 2
가운뎃손가락을 안으로 접은 다음,
늘이면서 뒤로 젖힌다.

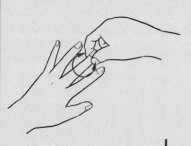

1

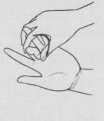

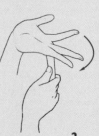

2

완전호흡법

STEP 1

정좌하여 등을 곧게 편다. 손바닥이 하늘을 향하도록 가볍게 허벅지 위에 올리고 복부를 당기면서 폐에 남은 숨을 전부 내쉰다는 생각으로 천천히 숨을 모두 내뱉는다.

STEP 2

배에 힘을 빼면 자연스럽게 코로 공기가 들어간다. 늑골이 최대한 넓히고 가슴을 더 들어올려 쇄골 아래까지 숨을 채운다는 기분으로 들이마신다. 이렇게 하면 폐 전체에 공기를 채울 수 있다.

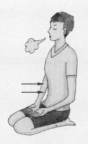

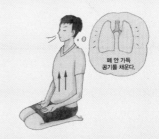

폐 안 가득 공기를 채운다.

STEP 3

조금만 숨을 내쉬어 가슴의 긴장을 풀면 횡격막이 내려가면서 복부가 부푼다. 이때 항문에 힘을 줘서 몸 속에 있는 숨을 배로 밀어 넣고 숨을 멈춘다.

STEP 4

숨이 한번에 나가지 않도록 주의하며 같은 양의 숨을 길게 내쉰다. 나오지 않을 때까지 짜내면서 내쉰다.

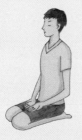

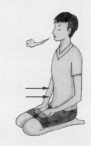

매일 하는
손가락 요가
속성 코스

STEP 1

가운뎃손가락의 손톱 양쪽을 잡고
첫 번째 관절을 좌우로 비튼다.

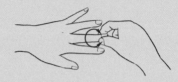

STEP 2

가운뎃손가락의 손톱 양쪽을
잡고 첫 번째 관절을 좌우로 비튼다.

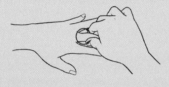

STEP 3

손가락 끝을 잡고 숨을 내쉬면서 손가락
밑동을 10번 돌린다. 반대로도 10번 돌린다.

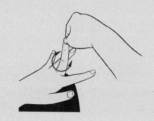

STEP 4

가운뎃손가락의 등을 문지른다.

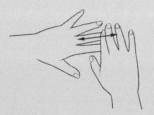

STEP 5

손가락 밑동을 잡고 손가락 끝으로 옮기며
당긴다. 마지막에는 확 당기면서 놓는다.

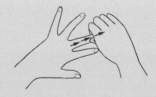

STEP 6

숨을 내쉬면서 손가락을 손의 중심으로
접는다.

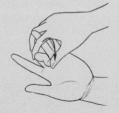

STEP 7

숨을 내쉬면서 손가락을 펴서
반대쪽으로 젖힌다.

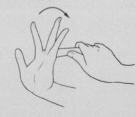

지은이 **다츠무라 오사무**

요가와 호흡법의 세계적인 권위자. 전통적인 요가에 기공술과
선도를 접목시켜 현대인에게 알맞은 수련법을 개발했다.
1948년 효고 현에서 태어나 와세다 대학교 문학부를 졸업했다.
1973년 전설적인 스승 오키 마사히로를 만나 제자로 입문해,
1985년 오키 요가수도원 원장을 맡는다. 1994년 독립하여
다츠무라 요가연구소를 열고 해마다 국제 요가 세미나를
개최하고 있다. 1996년 스페이스 가이아 심포니를 개설하고
홀리스틱 헬스(Holistic Health) 지도자를 양성하는 등 후학
양성에도 힘을 쏟고 있다.
『전설의 요가 마스터가 알려주는 궁극의 지혜』『누구나 할 수
있는 간단한 요가』등 다수의 저서가 있다.

옮긴이 **박은지**

국민대학교 건축학과를 졸업한 뒤, 건축설계사무소에서
일하며 주로 소규모 주택 및 목조건축 프로젝트에 참여했다.
현재는 일본어를 우리말로, 우리말을 일본어로 번역하는
작업을 하고 있다. 옮긴 책으로『작아도 기분 좋은 일본의
땅콩집』『콘크리트의 역습』등이 있다

최고의 요가 마스터가 개발한 50가지 증상별 손가락 요가

다츠무라 오사무 지음
박은지 옮김

초판 1쇄 인쇄
2014년 9월 1일

초판 2쇄 발행
2015년 2월 1일

발행처
안테나

출판등록
2013년 11월 12일

등록번호
제2013-000347호

주소
서울시 마포구 동교로 12안길 31 2층 (121-839)

전화
(02) 333-3110

팩스
(02) 333-3169

이메일
antennabooks@naver.com

블로그
http://blog.naver.com/matibook

트위터
http://twitter.com/antennabook

발행인
정희경

편집장
박정현

편집
강소영, 서성진

마케팅
최정이

디자인
땡스북스 스튜디오

MAHOU NO YOBI YOGA
© OSAMU TATSUMURA 2013
Originally published in Japan in 2013 by HOUKEN CORP., TOKYO,
Korean translation rights arranged with HOUKEN CORP., TOKYO,
through TOHAN CORPORATION, TOKYO,
and BC Agency, SEOUL.

ISBN 978-89-92053-31-0
값 12,000원

"사방팔방 책 읽는 소리"
안테나는 도서출판 마티의 명랑 브랜드입니다.